前十字靱帯(ACL)損傷
診療ガイドライン 2019

改訂第3版

監修
日本整形外科学会
日本関節鏡・膝・スポーツ整形外科学会

編集
日本整形外科学会診療ガイドライン委員会
前十字靱帯(ACL)損傷診療ガイドライン策定委員会

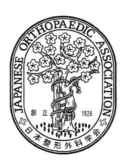

南江堂

前十字靭帯（ACL）損傷診療ガイドライン 2019（改訂第 3 版）策定組織

監 修
　日本整形外科学会
　日本関節鏡・膝・スポーツ整形外科学会

編 集
　日本整形外科学会診療ガイドライン委員会
　前十字靭帯（ACL）損傷診療ガイドライン策定委員会

診療ガイドライン 2019（改訂第 3 版）策定組織

＜日本整形外科学会＞

理事長	山崎　正志	筑波大学 教授

＜日本整形外科学会診療ガイドライン委員会＞

担当理事	志波　直人	久留米大学 教授
委員長	市村　正一	杏林大学 教授
アドバイザー	吉田　雅博	国際医療福祉大学 教授，日本医療機能評価機構

＜前十字靭帯（ACL）損傷診療ガイドライン策定委員会＞

委員長	石橋　恭之	弘前大学 教授
委　員	安達　伸生	広島大学 教授
	内尾　祐司	島根大学 教授
	黒田　良祐	神戸大学 教授
	古賀　英之	東京医科歯科大学 准教授
	近藤　英司	北海道大学 特任教授
	前　　達雄	大阪大学 講師
作成方法論担当委員	吉田　雅博	国際医療福祉大学 教授，日本医療機能評価機構

＜システマティックレビュー協力者＞（五十音順）

阿部　信寛	荒木　大輔	池内　昌彦	池田耕太郎	池田　浩夫
池田　浩	石田　一成	井上　雅之	内田　宗志	占部　憲
榎田　誠	大内　洋	大澤　貴志	大森　豪	岡　真也
岡崎　賢	小川　宗宏	荻内　隆司	落合　聡司	片桐　洋樹
金森　章浩	上村　民子	北　圭介	北村　信人	絹笠　友則
木村　由佳	熊橋　伸之	黒河内和俊	桑田　卓	小林　龍生
酒井　忠博	酒井　宏哉	佐々木英嗣	佐々木　静	佐粧　孝久
佐藤　卓	清水　邦明	数面　義雄	杉田　健彦	鈴木　智之
関矢　一郎	関矢　仁	副島　崇	曽田　是則	園田　昌毅
高澤　祐治	髙橋　成夫	髙橋　敏明	武冨　修治	立花　陽明

田中　孝昭	田中　美成	千葉　大輔	塚原　隆司	津田　英一
土屋　明弘	津村　　弘	出家　正隆	寺内　正紀	遠山　晴一
鳥塚　之嘉	中川　晃一	中川　　匠	中川　泰彰	中瀬　順介
中前　敦雄	中村　英一	中村　憲正	二木　康夫	西澤勇一郎
西森　　誠	橋本　祐介	濱里雄次郎	濱田　雅之	平岡　久忠
平中　崇文	福井　尚志	藤本　英作	古松　毅之	星野　祐一
洞口　　敬	堀部　秀二	前田　　朗	前田　周吾	松下　雄彦
松末　吉隆	松田　秀一	松本　知之	丸毛　啓史	丸山祐一郎
三浦　和知	三浦　裕正	三谷　玄弥	峯　　孝友	宮武　　慎
村津　裕嗣	望月　智之	森　　諭史	柳下　和慶	山口　　基
山本　謙吾	山本　祐司	吉矢　晋一	米谷　泰一	渡辺　淳也
渡邊　敏文				

日本整形外科学会診療ガイドライン改訂にあたって

　診療ガイドラインとは，「医療者と患者さんが特定の臨床状況において，適切な診療の意思決定を行うことを支援する目的で系統的に作成された文章」である．わが国では，厚生省（当時）の医療技術評価推進検討会（1998～1999年）の報告書を踏まえて，科学的根拠に基づく医療（evidence-based medicine: EBM）を普及させるためのひとつの方策として，エビデンスに基づく診療ガイドラインの策定が推進された．

　日本整形外科学会においては2002年に，運動器疾患診療におけるガイドラインの作成対象として，日常診療で遭遇する頻度の高い疾患および重要性が高いと思われる疾患の計11疾患を選定し，診療ガイドラインの作成を開始した．その後，対象とする疾患を増やし，現在までに16疾患の診療ガイドラインが出版あるいは公開され，新たに2疾患の診療ガイドラインの策定が進行している．

　診療ガイドラインの策定時には，最新のエビデンスを含めた客観的信頼性の高い診療情報が記載される．しかしひとたび出版・公開された診療ガイドラインは，日々進歩していく医療から取り残されていく．診療ガイドラインは，最新の診断・治療そして医療制度に迅速かつ適切に対応することが求められており，定期的な改訂が必要である．

　日本整形外科学会では，運動器疾患診療に携わる他学会とも連携して，診療ガイドライン委員会ならびに各診療ガイドライン策定委員会の主導のもと，出版・公開された診療ガイドラインの改訂作業を順次進めてきた．本ガイドラインの改訂も，多くの先生方の尽力により完成にいたった．本ガイドラインが整形外科診療の質のさらなる向上やEBMの実践・推進をもたらし，インフォームド・コンセントに基づく最適な治療法の選択に役立つことを祈念する．

　2019年1月

日本整形外科学会理事長

山崎　正志

運動器疾患ガイドライン策定の基本方針

2011 年 2 月 25 日
日本整形外科学会診療ガイドライン委員長

１．作成の目的

　本ガイドラインは運動器疾患の診療に従事する医師を対象とし，日本で行われる運動器疾患の診療において，より良い方法を選択するためのひとつの基準を示し，現在までに集積されたその根拠を示している．ただし，本書に記載されていない治療法が行われることを制限するものではない．主な目的を以下に列記する．

1) 運動器疾患の現時点で適切と考えられる予防・診断・治療法を示す．
2) 運動器疾患の治療成績と予後の改善を図る．
3) 施設間における治療レベルの偏りを是正し，向上を図る．
4) 効率的な治療により人的・経済的負担を軽減する．
5) 一般に公開し，医療従事者間や医療を受ける側との相互理解に役立てる．

２．作成の基本方針

1) 本ガイドラインはエビデンスに基づいた現時点における適切な予防・診断と適正な治療法の適応を示すものとする．
2) 記述は可能な限りエビデンスに基づくことを原則とするが，エビデンスに乏しい分野では，従来の治療成績や理論的な根拠に基づいて注釈をつけた上で記述してもよい．
3) 日常診療における推奨すべき予防・診断と治療法をエビデンスに基づいて検証することを原則とするが，評価が定まっていない，あるいはまだ普及していないが有望な治療法について注釈をつけて記載してもよい．

３．ガイドラインの利用

1) 運動器疾患を診療する際には，このガイドラインに準拠し適正な予防・診断・治療を行うことを推奨する．
2) 本ガイドラインは一般的な記述であり，個々のケースに短絡的に当てはめてはならない．
3) 診療方針の決定は医師および患者のインフォームド・コンセントの形成の上で行われるべきであり，特に本ガイドラインに記載のない，あるいは推奨されていない治療を行う際は十分な説明を行い，同意を得る必要がある．
4) 本ガイドラインの一部を学会方針のごとく引用し，裁判・訴訟に用いることは本ガイドラインの主旨ではない．

４．改　訂

　本ガイドラインは，運動器疾患診療の新たなエビデンスの蓄積に伴い随時改訂を行う．

改訂第3版の序

　日本整形外科学会では，2002年から主要な整形外科疾患の診療ガイドライン作成に着手しました．前十字靱帯（ACL）損傷診療ガイドラインは，このなかのひとつとして2006年に初版が発刊され，2012年に第2版が発刊されています．初版は日本膝関節学会を中心に策定作業が行われましたが，同学会が日本関節鏡・膝・スポーツ整形外科学会（JOSKAS）に移行したことにより，第2版の策定作業はJOSKASを中心に行われました．その後も多数のACLに関する基礎研究や臨床研究が報告され，その治療は大きく進歩しています．この度，新しいエビデンスを加え，第3版を発刊することとなりました．

　初版のガイドラインでは95のResearch Questionが，第2版でも95のClinical Question（CQ）が採択されています．今回は『Minds診療ガイドライン作成の手引き2014』（以下，『手引き2014』）に準じ，最新の策定方法に準じてCQが決定されました．『手引き2014』では，「治療法等の決定に際し複数の選択肢があり，そのいずれがよりよいかを推奨として提示することにより，患者アウトカム改善が期待できる場合」に，それをCQとして取り上げることを提案しています．さらにこれらのCQについては，システマティックレビューを実施することが求められています．このため今回のガイドラインでは，過去のCQで採択されていた「ACL損傷の危険因子は？」といったような臨床的・疫学的特徴はCQとせず，Background Questionとして解説を加えることにしました．CQ数は21と大幅に少なくなっておりますが，システマティックレビューにより従来のガイドラインより客観的にエビデンスを評価し，推奨文が作成されています．診療ガイドラインは，「診療上の重要度の高い医療行為について，エビデンスのシステマティックレビューとその総体評価，益と害のバランスなどを考量して，患者と医療者の意思決定を支援するために最適と考えられる推奨を提示する文書」と定義されますが（『手引き2014』），本ガイドラインがACL損傷治療の成績向上に役立つことを期待しています．

　最後にガイドラインの作成に多大なご支援を賜りました日本整形外科学会，JOSKAS，同診療ガイドライン委員会，そして主に文献reviewを担当していただいたJOSKAS評議員の方々にこの場をお借りして御礼申し上げます．また，ガイドライン作成の基本的なところからご指導いただいた吉田雅博先生，頻回の委員会開催に協力していただいた日本整形外科学会事務局ならびに一般財団法人国際医学情報センターの逸見麻理子氏，米谷有佳氏に深謝いたします．

2019年1月

日本整形外科学会
前十字靱帯（ACL）損傷診療ガイドライン策定委員会
委員長　石橋　恭之

第2版発行時の編集

監　修
　日本整形外科学会
　日本関節鏡・膝・スポーツ整形外科学会

編　集
　日本整形外科学会診療ガイドライン委員会
　前十字靱帯（ACL）損傷診療ガイドライン策定委員会

診療ガイドライン2012（改訂第2版）策定組織

＜日本整形外科学会＞

理事長	岩本幸英

＜日本整形外科学会診療ガイドライン委員会＞

担当理事	久保俊一
委員長	金谷文則

＜前十字靱帯（ACL）損傷診療ガイドライン策定委員会＞

委員長	遠山晴一				
委　員	石橋恭之	内尾祐司	丸毛啓史	水田博志	宗田　大	吉矢晋一

＜推奨作成協力施設代表＞（五十音順）

新井祐志	池田　浩	石橋恭之	内尾祐司	内山英司	大森　豪	越智光夫
金森章浩	木村雅史	栗山節郎	黒坂昌弘	齋藤知行	佐粧孝久	高岸憲二
高橋成夫	帖佐悦男	土屋明弘	土屋弘行	土屋正光	中川　匠	中田　研
福林　徹	星野明穂	洞口　敬	堀部秀二	松田秀一	松本秀男	丸毛啓史
水田博志	宗田　大	安田和則	吉矢晋一	渡邉耕太		

＜推奨作成作業協力者＞（五十音順）

新井祐志	池田浩夫	池田　浩	池田　亮	石橋恭之	乾　　洋	井上雅之
内尾祐司	内山英司	大森　豪	小澤美貴	甲斐秀顯	金森章浩	河口泰之
北村信人	熊谷　研	黒坂大三郎	黒坂昌弘	近藤英司	齋田良知	佐粧孝久
清水禎則	清水雅樹	朱　寧進	関矢一郎	高橋成夫	田島卓也	武冨修治
土屋明弘	土屋正光	出家正隆	遠山晴一	中川　匠	中瀬順介	中村和史
林　大輝	洞口　敬	堀部秀二	松下雄彦	松田秀一	丸毛啓史	水田博志
宗田　大	森戸俊行	安田和則	柳澤真也	山本祐司	吉矢晋一	渡邉耕太

第2版の序

　前十字靱帯（ACL）損傷診療ガイドラインの初版が2006年5月に出版されてから6年の歳月が経過した．日本整形外科学会の依頼に基づき，日本膝関節学会により組織されたACL損傷診療ガイドライン策定委員会では，初版発行後に一般者向けのガイドラインの作成に着手するか，本ガイドラインの改訂に着手するかを協議し，近年，ACL損傷に対する診療に関する臨床エビデンスは確実に増加しており，初版のup-to-dateが急務であるとの意見で一致し，本ガイドラインの改訂作業に着手した．その後，日本膝関節学会が日本関節鏡学会とともに日本関節鏡・膝・スポーツ整形外科学会（JOSKAS）に移行したのに伴い，ACL損傷診療ガイドライン策定委員会が主体となり，JOSKASが作成母体となり，ACL損傷診療ガイドライン策定委員会が改訂作業を進め，本改訂版が完成した．

　前述のように，ここ10年間，多くのACL損傷に関する無作為割り付け比較研究やsystematic reviewが報告されている．そこで本ガイドラインの改訂にあたっては，クリニカルクエスチョンに対する推奨gradeはエビデンスレベルとその数に基づき，可能な限り客観的に決定した．そのため，B（中程度の根拠に基づいている）あるいはC（弱い根拠に基づいている）が多くを占め，I（基準を満たすエビデンスがない）も散見される．しかし，これらのエビデンスが十分とはいえないクリニカルクエスチョンに対し，今後，我が国の施設からの多くの報告により，より高いエビデンスの蓄積がなされ，その推奨gradeが改善されることを期待している．

　また，今回の改訂作業における文献検索の対象の言語は英語のみとした．前述のように推奨grade決定にあたっては，エビデンスレベルとその数に基づき，客観的に決定し，有識者からの意見の介入を極力排除している．したがって，本ガイドラインの推奨grade決定には我が国の現況を考慮していないため，evidence practice gapが小さくなく，本ガイドラインは我が国の医療基準（standard）を示したものではない．したがって，本ガイドラインを我が国の医療基準（standard）として，医療訴訟などの資料に使用することは適切でないと考えられる．しかしながら，ACL損傷に関するこれまでの世界各国の臨床エビデンスを科学的かつ客観的に評価し，標準的診療手段を選択することは限られた経済的・人的資源の中で行われている現在の医療現場では社会的にきわめて大きな意義をもつものと考えられる．したがって，本ガイドラインがスポーツ医学に従事する多くの医療関係者の方々に活用されることを希望する．

　本ガイドラインの改訂にあたっては，ACL損傷診療ガイドライン策定委員会委員の方々には4年にわたって多大なるご尽力を賜った．また，エビデンスの収集にあたり，日本医学図書館協会と日本整形外科学会の間で診療ガイドライン作成支援契約を結び，日本医学図書館協会に文献の一次抽出を依頼した．さらにJOSKAS越智光夫理事長のご配慮により，推奨文および構造化抄録の作成にはJOSKAS理事ならび評議員をはじめ，多くの会員のご協力を頂いた．また，発刊にあたっては日本整形外科学会代議員から貴重なご意見を頂戴した．構造化抄録作成の手配・管理には国際医学情報センター土田暁子氏および渡辺論史氏に，出版・編集作業には南江堂諸氏にご尽力いただいた．

　最後に以上の本ガイドライン改訂にご尽力された皆様に心から深謝を申し上げる．

2012年4月

日本整形外科学会
前十字靱帯（ACL）損傷診療ガイドライン策定委員会
委員長　**遠山　晴一**

初版発行時の編集

編　集
日本整形外科学会診療ガイドライン委員会
ACL 損傷ガイドライン策定委員会

診療ガイドライン（初版）策定組織

＜日本整形外科学会＞

理事長　　　越智隆弘

＜日本整形外科学会診療ガイドライン委員会＞

担当理事　　松下　隆
委員長　　　四宮謙一

＜ACL 損傷ガイドライン策定委員会＞

委員長　　　宗田　大
委　員　　　石橋恭之　　遠山晴一　　福林　徹　　守屋秀繁　　吉矢晋一

＜抄録選定作業協力者＞（五十音順）

秋月　章	石橋恭之	糸満盛憲	井上和彦	井上　一	今給黎篤弘	王寺享弘
岡本連三	越智光夫	木村雅史	黒坂昌弘	黒澤　尚	古賀良生	小谷明弘
斉藤明義	早乙女紘一	酒井宏哉	史野根生	白倉賢二	勝呂　徹	高井信朗
竹田　毅	津村　弘	戸松泰介	鳥巣岳彦	中川研二	中山義人	福林　徹
藤井克之	冨士川恭輔	本間哲夫	松末吉隆	松本秀男	丸毛啓史	宮永　豊
宗田　大	森雄二郎	守屋秀繁	安田和則	山本晴康	吉野槇一	龍順之助

＜査読推奨作成施設代表＞（25 施設）（五十音順）

池田　浩	石橋恭之	糸満盛憲	井上　一	内尾祐司	占部　憲	王寺享弘
岡本連三	越智光夫	木村雅史	黒坂昌弘	黒澤　尚	斉藤明義	齋藤知行
酒井宏哉	佐粧孝久	白倉賢二	杉田健彦	竹内良平	津村　弘	遠山晴一
戸松泰介	豊田　敬	鳥巣岳彦	二木康夫	樋口　博	平岡久忠	福林　徹
藤井克之	松末吉隆	松本秀男	丸毛啓史	宗田　大	守屋秀繁	安田和則
吉矢晋一	龍順之助					

＜抄録作成者＞（五十音順）

青田洋一	朝雲浩人	安達伸生	阿部智行	阿部信寛	安藤裕之	碇　博哉
池田　浩	石井良昌	石川博之	石島旨章	石橋恭之	泉田泰典	伊藤洋平
井上和彦	今林正典	磐田振一郎	内尾祐司	占部　憲	榎本宏之	王寺享弘
岡本連三	生越敦子	片山雅義	加藤敦夫	兼子秀人	川西　誠	菅　哲徳
吉川正徳	金　勝乾	木村雅史	栗林　聰	黒坂大三郎	畔柳裕二	小林　淳
小林健二	小林龍生	小宮浩一郎	小宮雄一郎	佐粧孝久	佐藤康伴	静三葉子
四宮陸雄	白倉賢二	杉田健彦	鈴木秀彦	鈴木康之	鈴木祐孝	関口　治
瀬戸宏明	髙橋　晃	瀧上秀威	竹内良平	武田秀樹	武冨修治	津田英一
津村　弘	出家正隆	遠山晴一	徳永真巳	豊田　敬	中川　匠	中嶋耕平
中前敦雄	中山新太郎	中山修一	二木康夫	根岸慎一	林　毅	樋口　博
平岡久忠	廣田仁聡	深井　厚	福田　明	福林　徹	前野晋一	松末吉隆
松田秀策	松原全宏	丸毛啓史	三尾健介	宮本恵成	村上祐司	森本祐介
安田和則	谷田部拓	吉川玄逸	吉鷹輝仁	吉本栄治	吉矢晋一	分山秀敏

日本整形外科学会診療ガイドライン刊行にあたって

近年，診療現場で医師に求められることが大きく変わってきた．高いレベルの医療が求められることは言うまでもない．そして，その前段階として患者に正確な診療情報を伝え，患者が主体となって診療内容を選択することが求められる．このプロセスを欠かすと医師自身が窮地に陥ることがある．診療の場で「先生にお任せします」「私に任せておきなさい」という会話は昔のこととなった．

直面する疾患に対する診療法に関して，明確な科学的根拠に沿って分かり易く説明するのは医師の義務となった．その内容として，症状改善の確率，合併症発生の確率，治療費などが正確な根拠のもとで表現される必要がある．診療に関する説明は医師間で共通でなくてはならない．病診連携などの目的で患者を他施設に紹介する時にも，関わった各医師の説明が食い違っていれば，根拠の少ない説明をした医師が責められることもある．

医師が共通して納得する診療情報をいかにして作るか．先端的な科学論文内容で裏打ちされた内容であれば専門医の間での異論は生じない．しかも国際的評価にも妥当とされる高いレベルの診療内容であるはずだ．そのような背景のもと，主要疾患の診療内容に関するエビデンスに基づく診療ガイドライン作成が求められ，日本整形外科学会（日整会）診療ガイドライン委員会では日常の整形外科診療で頻繁に遭遇する疾患や重要度が高いと思われる 11 疾患を選び，診療ガイドラインの作成を平成 14 年度にスタートさせた．

11 疾患のうち「腰椎椎間板ヘルニア」，「頚椎症性脊髄症」，「大腿骨頚部／転子部骨折」，「軟部腫瘍診断」，「頚椎後縦靱帯骨化症」の 5 疾患については既に出版された．これらに続いて，この度，「前十字靱帯（ACL）損傷」，「上腕骨外側上顆炎」，「骨・関節術後感染予防」の 3 項目の診療ガイドラインが出版されることになった．更に将来，同内容を分かり易くまとめた患者向けガイドラインを出版して診療情報を医師と患者間で広く共有する手がかりにさせてほしいとの希望もある．遠からず診療現場で，医師が医師向けガイドラインを，そして患者と家族が同内容の患者向けガイドラインを手に診療内容の選択をする姿が予想される．

そのように重要な意味のある診療ガイドラインであるが，本書出版にあたり各診療領域の代表的な先生方が先端的な論文的根拠を整理してまとめ，多くの方々の御尽力により完成に到った．多大な時間とエネルギーを注いで下さった日整会や関連学会の委員，査読委員など，御世話下さった多くの方々に改めて御礼を申し上げたい．

本書が医療現場での医師と患者の相互信頼を深め，高いレベルの整形外科診療が円滑に進められる一助になることを確信している．

2006 年 5 月

日本整形外科学会理事長

越智　隆弘

初版の序

　日本整形外科学会は事業の一環として，整形外科疾患の診療ガイドラインの作成を平成 14 年度から開始し，平成 17 年にまず 5 疾患について，続いて今回 3 疾患の診療ガイドラインが完成した．これで，11 疾患のうち 8 疾患の診療ガイドラインを世に送り出すことができた．

　一般的に診療ガイドラインとは質の高い新しい情報に基づいて医療を提供するのに役立つ素材であり，患者と主治医がより良い解決策を探って行こうとするときに，その手引きとして傍らに置いておく資料である．今日，診療ガイドラインを出版するにあたり，診療ガイドラインを個々の患者に短絡的に当てはめてはならないことをまず強調したい．

　本診療ガイドラインは，広範囲な科学論文の検索から，疾患の専門医たちによる厳密な査読をおこない，信頼性と有益性を評価したうえで作成された．論文のエビデンスを根拠とする推奨レベルには特に多くの議論を費やした．その結果，当初，推奨度は A の「強く推奨する」から D の「推奨しない」の 4 段階としていたが，項目によっては科学的論文数が不十分であったり，結論の一致を見ない項目があるために，その推奨レベルとして（I）レベル「（I）：委員会の審査基準を満たすエビデンスがない，あるいは複数のエビデンスがあるが結論が一様でない」を新たに追加した．このような項目に関しては，整形外科専門家集団としての委員会案をできるだけその項目中に示すように努力した．近年の医学の進歩に伴い，従来からおこなわれてきた治療法は今後劇的に変化する可能性がある一方で，種々の治療法が科学的根拠に基づくことなく選択されている．さらにわが国ではさまざまな民間療法が盛んにおこなわれており，なかには不適切な取り扱いを受けて大きな障害を残す例も認められている．このように不必要な治療法，公的に認められていない治療法，特に自然軽快か治療による改善か全く区別のつかないような治療法に多くの医療費が費やされている現状は，早急に改善されるべきと考えられる．

　今回作成された診療ガイドラインは，現在の治療体系を再認識させるとともに，有効で効率的な治療への第一歩であると考えられる．しかし，科学的な臨床研究により新たな臨床知見が出現する可能性もあり，今後定期的に改訂を試みなければならない．倫理規定を盛り込んだ前向きな臨床研究をおこなう必要を強く実感する．このように，科学的根拠に基づいてより良い診療ガイドラインを作成し続けることは，患者の利益，医学発展，医療経済の観点から日本整形外科学会の責務であると考えている．

2006 年 4 月

日本整形外科学会
診療ガイドライン委員会委員長
四宮　謙一

目　次

前　文 ……………………………………………………………………………………1

第 1 章　疫学・自然経過・病態 ……………………………………………7
Background Question 1　ACL 損傷に危険因子は存在するか……………………7
Background Question 2　非接触型 ACL 損傷の受傷メカニズムにはどのようなものがあるか …9
Background Question 3　ACL 損傷後の自然経過は …………………………… 10

第 2 章　診　断 …………………………………………………………… 11
Background Question 4　ACL 損傷の診断に徒手検査は有用か………………… 11
Background Question 5　ACL 損傷の診断に X 線検査は必要か ……………… 12
Background Question 6　ACL 損傷の診断に MRI は有用か ………………… 13

第 3 章　保存治療と手術適応 ………………………………………… 15
Clinical Question 1　保存治療は有用か ……………………………………… 15
Background Question 7　小児 ACL 損傷に対し保存治療は有用か ………… 16
Clinical Question 2　若く活動性の高い患者の手術適応は …………………… 17
Background Question 8　膝不安定性を認める患者の治療法は ……………… 18
Clinical Question 3　中高齢者に対して手術適応はあるか ………………… 19
Clinical Question 4　再建術の時期はいつがよいか ………………………… 21

第 4 章　ACL 再建術とその成績 …………………………………… 25
Clinical Question 5　膝蓋腱と膝屈筋腱を用いる ACL 再建術に臨床成績の差はあるか … 25
Clinical Question 6　ACL 再建術の移植腱として大腿四頭筋腱を使用することができるか
……………………………………………………………………………… 28
Clinical Question 7　自家腱より同種腱を用いた ACL 再建術を勧めるか …………… 29
Background Question 9　人工靱帯を用いた ACL 再建術の術後成績は自家腱と比して術後成績
　　　　　　　　　　　　に差があるか ……………………………………… 34
Clinical Question 8　二重束再建と一束再建ではどちらが推奨されるか …………… 35
Clinical Question 9　ACL 再建術における大腿骨孔作製は independent drilling 法がよいか
……………………………………………………………………………… 42
Clinical Question 10　遺残 ACL は温存すべきか ……………………………… 45
Clinical Question 11　成長期（骨端線閉鎖前）における ACL 再建術は行うべきか ……… 48
Clinical Question 12　ACL 再建術は変形性関節症の発症を防ぐことができるか………… 49
Clinical Question 13　ACL 再再建術の成績は初回再建術と比べて劣るか……………… 52

第5章　合併損傷と術後合併症 ·· 55

Clinical Question 14	合併半月板損傷に対する修復術は術後成績を向上させるか ············	55
Background Question 10	ACL 再建時の軟骨損傷は術後成績に影響するか ·························	57
Background Question 11	合併する MCL 損傷の治療法は ···	58
Background Question 12	半月板がロッキングした ACL 損傷膝の治療はどうすべきか ·········	60
Background Question 13	ACL 再建術後の感染とその治療法，術後成績に与える影響は·········	61
Background Question 14	ACL 再建術後の可動域制限の原因および治療法は·····················	62
Background Question 15	ACL 再建術後の筋力低下の原因と術後成績に与える影響は···········	63

第6章　リハビリテーション・再断裂・スポーツ復帰 ·························· 65

Clinical Question 15	ACL 損傷に対し術前リハビリテーションは必要か·····················	65
Clinical Question 16	ACL 再建後の術後リハビリテーションは有用か·······················	66
Clinical Question 17	ACL 再建術後のドレーン留置は有用か·································	67
Clinical Question 18	ACL 再建術後の冷却療法は有用か·······································	68
Background Question 16	ACL 再建術後の鎮痛対策は···	69
Background Question 17	ACL 再断裂の危険因子は···	71
Background Question 18	予防トレーニングは ACL 再断裂予防に有効か ·······················	73
Background Question 19	ACL 再建術後の装具は有用か···	74
Background Question 20	予防的装具は ACL 損傷の予防に有用か ·································	75
Clinical Question 19	ACL 再建後のスポーツ復帰の指標として有用なものはあるか········	76

第7章　その他 ·· 77

Background Question 21	再建靱帯の成熟は術後 6ヵ月までに完了するか ·······················	77
Background Question 22	移植腱採取部（ドナー部）に腱は再生するか ··························	78
Clinical Question 20	移植腱の初期張力は ACL 再建術の成績に影響するか ·················	79
Background Question 23	両側同時 ACL 再建術を行う利点，欠点はあるか ·····················	80
Clinical Question 21	ACL 再建術にコンピュータ支援システムは有用か·····················	81

索引·· 86

前　文

1．はじめに

　前十字靭帯（anterior cruciate ligament：ACL）損傷診療ガイドラインは，日本整形外科学会診療ガイドライン委員会で最初に選択された11疾患のひとつとして2006年に初版が発刊された．初版の策定作業は日本膝関節学会を中心に行われたが，同学会が日本関節鏡学会と合併し日本関節鏡・膝・スポーツ整形外科学会（JOSKAS）に移行したことに伴い，本ガイドラインの改訂はJOSKASに引き継がれ，2012年に第2版が発刊された．その後も新たな解剖学的知見をはじめとしたACLに関する多数の研究が報告され，ACL損傷治療は大きく進歩してきている．このため2017年の発刊を目標に改訂作業を開始したところ，『Minds診療ガイドライン作成の手引き』が2014年に改訂された．ACL損傷診療ガイドライン策定委員会では，この新しい手引き（以下，『手引き2014』）に従って改訂第3版を作成することに決定した．

　『手引き2014』で提示する診療ガイドライン作成方法は，国際的に現時点で公開されているGRADE（The Grading of Recommendations Assessment, Development and Evaluation）system，The Cochrane Collaboration，AHRQ（Agency for Healthcare Research and Quality），Oxford EBM centerほかが提案する方法を参考に，わが国において望ましいと考えらえる方法を提案している．ここではその作成手順が非常に緻密に規定されており，特に「エビデンス総体（body of evidence）」の重要性が強調されている．クリニカルクエスチョン（Clinical Question）に対し，系統的な方法で収集し採用した研究報告を，アウトカムごと，研究デザインごとに評価し，その結果をまとめたものをエビデンス総体として評価し統合することが求められている．さらに「益と害（benefit and harm）のバランス」の重要性も強調されている．これはある臨床状況のなかで，複数の介入方法（診断，治療，予防など）のなかからガイドラインは最善と考えられる方法を推奨するが，その際に介入の有効性と同等にその有害面にも注意を払うというものである．

　このためこの改訂第3版は，Clinical Questionの内容やエビデンス評価においても，前版までのガイドラインとは大きく異なっている．しかし，本ガイドライン策定の意義は，これまで同様，スポーツ外傷のなかで頻度が高く手術治療を要することが多いACL損傷に対し，正しい理解と問題点の把握を容易とし，本外傷に対する標準的診療指針を示すことである．適切な治療が選択されることにより，多くのスポーツ愛好者や競技者のスポーツ復帰が可能となり，半月板損傷など合併症の発生や変形性膝関節症への進展をくい止めることができるものと考えられる．またACL損傷自体の予防や再建後の再受傷予防は，スポーツに携わる人々にとっては重要な問題であり，この点に関するClinical Questionもいくつか設定した．現在においてもACL損傷は膝関節捻挫として看過されることがあり，二次的損傷をきたしてから診断されることもまれではない．本ガイドラインは，ACL損傷を扱う整形外科医ばかりではなく，スポーツの現場に従事する多くの関係者の方々に読んでいただき，ACL損傷に悩むアスリートに対し良好な治療が施されることを期待している．

2．クリニカルクエスチョン（Clinical Question）の設定

　これまでの本ガイドラインでは，主に膝関節を専門とする整形外科医を対象としてClinical Questionが設定されていた．今回のガイドラインにおいては，まず前版ガイドラインのClinical Questionの妥当性について検討した．現状にそぐわないもの，またエキスパートオピニオンに

あたるような Clinical Question は除外した．一方，一般整形外科医やスポーツの現場に必要と思われる新たな Clinical Question を追加し，さらに米国整形外科学会（American Academy of Orthopaedic Surgeons：AAOS）の 2014 年 ACL 損傷ガイドライン（https://www.aaos.org/research/guidelines/ACLGuidelineFINAL.pdf）に掲載されている Clinical Question はすべて採用した．ACL 損傷の危険因子といったような臨床的・疫学的特徴は Clinical Question にはならないため，Background Question として解説を加えることとした．

3. 文献検索と結果

　今回の改訂作業においては表 1 に示した検索式を用いて，MEDLINE で 2008 年 9 月から 2016 年 4 月の範囲を検索し，3,753 論文が抽出された．また，表 2 に示した検索式を用いて，Cochrane Library で 2008 年から 2016 年までの範囲を検索し，600 論文が抽出された．一次スクリーニングでは，タイトルおよび抄録から Clinical Question に合致していないものを除外し，さらに文献数を絞り込むために，AAOS の ACL 損傷ガイドラインを利用する Clinical Question については，2013 年以降（AAOS の ACL 損傷ガイドライン文献収集年代より後）の文献に限定した．最終的に 979 論文を採択した．

4. 構造化抄録の作成と文献の評価

　JOSKAS 評議員のなかから膝関節を専門とする 106 名を選出し，システマティックレビューチーム（SR チーム）を編成した．SR チームには 979 論文のフルテキストからの二次スクリーニングと，二次スクリーニングで採択した文献についての構造化抄録作成と個々の報告に対する評価を依頼した．構造化抄録のフォームは『手引き 2014』を参考に，図 1 のようなフォームを作成した．作成された構造化抄録をもとに，ACL 損傷診療ガイドライン委員会の各項目の担当委員が文献内容を改めて評価し，各 Clinical Question に対するアウトカムの記載のある文献を原則として選択した．

5. エビデンスの強さ・推奨の強さ

　選択された文献をアウトカムごとに横断的に評価し，表 3 に従ってバイアスリスク，非直接性，非一貫性，不精確，出版バイアスなどを評価し，「エビデンス総体」を決定した．エビデンス総体のエビデンスの強さの評価と定義は表 4 に従って決定した．こののち各 Clinical Question に対する推奨文を作成し，推奨の強さは表 5 の定義に従い，委員会メンバーによる投票（GRADE grid）により決定した．投票者の 7 割以上の同意の集約をもって全体の意見（推奨決定）としたが，7 割以上の同意が得られなかった場合は，投票結果を示したうえで十分な討論を行い，再投票を行った．推奨文作成にあたっては，ACL 損傷の治療が様々なレベルの整形外科医や理学療法士などによって行われている現状を踏まえ，また，診療ガイドラインとして患者を含めた一般の方々にも読んでいただくことにも配慮した．

6. 注意事項

　本版は各文献を Clinical Question，アウトカムに応じて横断的に評価し，エビデンスの総体を決定したため，前版のごとく各文献のエビデンスレベルは評価していない．しかしエビデンス総体の決定に際し，ランダム化比較試験（randomized-controlled trial：RCT）のような介入研究が存在するアウトカムに関するエビデンス総体の強さは初期評価 A から，観察研究しか存在しないアウトカムに関するエビデンスの強さは初期評価 C から開始し，各項目に応じて評価を上げ下げするという作業を行った．

表 1　検索式

MEDLINE			
L1	1425	S ANTERIOR(2A)CRUCIATE(2A)LIGAMENT?(4A) (INJUR? OR RUPTUR?)/TI	① L1-L4: 前十字靭帯 / 損傷 (タイトルに含まれているもの，または主要なテーマ)
L2	4086	S *ANTERIOR CRUCIATE LIGAMENT+AUTO/CT(L)IN/CT	
L3	190	S *KNEE JOINT+NT/CT(L)IN/CT AND (ANTERIOR(1W)CRUCIATE(1W)LIGAMENT? OR ACL)/TI	
L4	2794	S *KNEE INJURIES+AUTO/CT AND (ANTERIOR(1W)CRUCIATE(1W)LIGAMENT? OR ACL)/TI	
L5	4613	S *ANTERIOR CRUCIATE LIGAMENT+AUTO/CT(L)(SU OR TR)/CT	② L5-L7: 前十字靭帯 / 手術，移植，再建 (タイトルに含まれているもの，または主要なテーマ)
L6	1748	S *ANTERIOR CRUCIATE LIGAMENT RECONSTRUCTION+AUTO/CT	
L7	4888	S ANTERIOR(2A)CRUCIATE(2A)LIGAMENT?(4A) (SURG? OR OPERAT? OR TRANSPLANT? OR GRAFT? OR AUTOGRAFT? OR ALLOGRAFT? OR RECONSTRUCT?)/TI	
L8	10222	S (L1 OR L2 OR L3 OR L4 OR L5 OR L6 OR L7)	①＋②
L9	9193	S L8/HUMAN OR (L8 NOT ANIMALS+NT/CT)	ヒトに限定
L10	8308	S L9 AND (EN OR JA)/LA	英語，日本語に限定
L11	4202	S L10 AND 2008-2016/PY AND 20080901-20160430/UP NOT EPUB?/FS	年代 (2008 年 9 月 -2016 年 4 月) に限定
L12	3905	S L11 NOT (LETTER OR EDITORIAL OR COMMENT?)/DT	レター・エディトリアル・コメント除く
L13	3753	S L12 AND AB/FA	DB 中に抄録の付与されている文献に限定

表 2　検索式

Cochrane			
ID	Search	Hits	
#1	(ANTERIOR near/2 CRUCIATE near/2 LIGAMENT* near/4 (INJUR* or RUPTUR*)): ti	108	① (#1+#2+#5): 前十字靭帯 / 損傷 (タイトルまたは統制語に含まれているもの)
#2	MeSH descriptor: [Anterior Cruciate Ligament] explode all trees and with qualifier(s): [Injuries - IN]	557	
#3	MeSH descriptor: [Knee Injuries] explode all trees	756	
#4	(ANTERIOR near/1 CRUCIATE near/1 LIGAMENT* or ACL): ti	1349	
#5	#3 and #4	332	
#6	MeSH descriptor: [Anterior Cruciate Ligament] explode all trees and with qualifier(s): [Surgery - SU, Transplantation - TR]	584	
#7	MeSH descriptor: [Anterior Cruciate Ligament Reconstruction] explode all trees	263	263
#8	(ANTERIOR near/2 CRUCIATE near/2 LIGAMENT* near/4 (SURG* or OPERAT* or TRANSPLANT* or GRAFT* or AUTOGRAFT* or ALLOGRAFT* or RECONSTRUCT*)): ti	699	699
#9	#1 or #2 or #5 or #6 or #7 or #8 Publication Year from 2008 to 2016	600	600

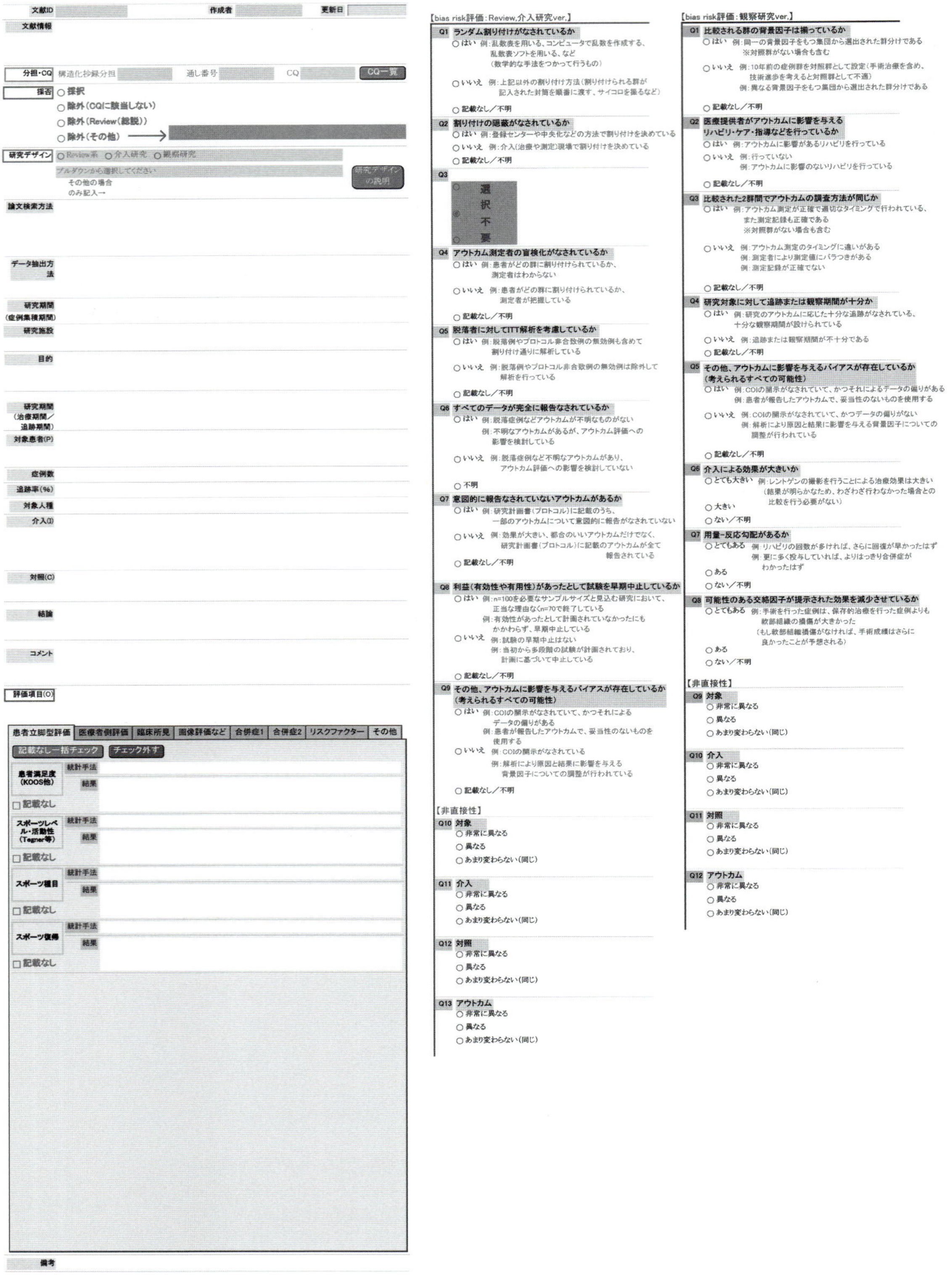

前　文

[bias risk評価：Review,介入研究ver.]

Q1 ランダム割り付けがなされているか
- はい 例：乱数表を用いる、コンピュータで乱数を作成する、乱数発生ソフトを用いる、など（数学的手法をつかって行うもの）
- いいえ 例：上記以外の割り付け方法（割り付けられる群が記入された封筒を順番に渡す、サイコロを振るなど）
- 記載なし／不明

Q2 割り付けの隠蔽がなされているか
- はい 例：登録センターや中央化などの方法で割り付けを決めている
- いいえ 例：介入（治療や測定）現場で割り付けを決めている
- 記載なし／不明

Q3
選択不要

Q4 アウトカム測定者の盲検化がなされているか
- はい 例：患者がどの群に割り付けられているか、測定者はわからない
- いいえ 例：患者がどの群に割り付けられているか、測定者が把握している
- 記載なし／不明

Q5 脱落者に対してITT解析を考慮しているか
- はい 例：脱落例やプロトコル非合致例の無効例も含めて割り付け通りに解析している
- いいえ 例：脱落例やプロトコル非合致例の無効例は除外して解析を行っている
- 記載なし／不明

Q6 すべてのデータが完全に報告がなされているか
- はい 例：脱落症例などアウトカムが不明なものがない 例：不明なアウトカムがあるが、アウトカム評価への影響を検討している
- いいえ 例：脱落症例などや不明なアウトカムがあり、アウトカム評価への影響を検討していない
- 不明

Q7 意図的に報告なされていないアウトカムがあるか
- はい 例：研究計画書（プロトコル）に記載のうち、一部のアウトカムについて意図的に報告がなされていない
- いいえ 例：効果が大きい、都合のいいアウトカムだけでなく、研究計画書（プロトコル）に記載のアウトカムが全て報告されている
- 記載なし／不明

Q8 利益（有効性や有用性）があったとして試験を早期中止しているか
- はい 例：n=100必要なサンプルサイズと見込む研究において、正当な理由なく（n=70で終了している 例：有効性があったとして計画されていなかったにもかかわらず、早期中止している
- いいえ 例：試験の早期中止はない 例：当初から多段階の試験が計画されており、計画に基づいて中止している
- 記載なし／不明

Q9 その他、アウトカムに影響を与えるバイアスが存在しているか（考えられるすべての可能性）
- はい 例：COIの開示がなされていて、かつそれによるデータの偏りがある 例：患者が報告したアウトカムで、妥当性のないものを使用する
- いいえ 例：COIの開示がなされている 例：解析により原因と結果に影響を与える背景因子についての調整が行われている
- 記載なし／不明

【非直接性】

Q10 対象
- 非常に異なる
- 異なる
- あまり変わらない（同じ）

Q11 介入
- 非常に異なる
- 異なる
- あまり変わらない（同じ）

Q12 対照
- 非常に異なる
- 異なる
- あまり変わらない（同じ）

Q13 アウトカム
- 非常に異なる
- 異なる
- あまり変わらない（同じ）

[bias risk評価：観察研究ver.]

Q1 比較される群の背景因子は揃っているか
- はい 例：同一の背景因子をもつ集団から選出された群分けである ※対照群がない場合も含む
- いいえ 例：10年前の症例群を対照群として設定（手術治療を含め、技術進歩を考えると対照群として不適）例：異なる背景因子をもつ集団から選出された群分けである
- 記載なし／不明

Q2 医療提供者がアウトカムに影響を与えるリハビリ・ケア・指導などを行っているか
- はい 例：アウトカムに影響があるリハビリを行っている
- いいえ 例：行っていない 例：アウトカムに影響のないリハビリを行っている
- 記載なし／不明

Q3 比較された2群間でアウトカムの調査方法が同じか
- はい 例：アウトカム測定が正確で適切なタイミングで行われている。また測定記録も正確である ※対照群がない場合も含む
- いいえ 例：アウトカム測定のタイミングに違いがある 例：測定記録が正確でない
- 記載なし／不明

Q4 研究対象に対して追跡または観察期間が十分か
- はい 例：研究のアウトカムに応じた十分な追跡がなされている。十分な観察期間が設けられている
- いいえ 例：追跡または観察期間が不十分である
- 記載なし／不明

Q5 その他、アウトカムに影響を与えるバイアスが存在しているか（考えられるすべての可能性）
- はい 例：COIの開示がなされていて、かつそれによるデータの偏りがある 例：患者が報告したアウトカムで、妥当性のないものを使用する
- いいえ 例：COIの開示がなされていて、かつデータの偏りがない 例：解析により原因と結果に影響を与える背景因子についての調整が行われている
- 記載なし／不明

Q6 介入による効果が大きいか
- とても大きい 例：レントゲンの撮影を行うことによる治療効果は大きい（結果が明らかなため、わざわざ行わなかった場合との比較を行う必要がない）
- 大きい
- ない／不明

Q7 用量-反応勾配があるか
- とてもある 例：リハビリの回数が多ければ、さらに回復が早かったはず 例：更に多く炎していれば、よりはっきり合併症がわかったはず
- ある
- ない／不明

Q8 可能性がある交絡因子が提示された効果を減少させているか
- とてもある 例：手術を行った症例でも、保存的治療を行った症例よりも軟部組織の損傷が大きかった（もし軟部組織損傷がなければ、手術成績はさらに良かったことが予想される）
- ある
- ない／不明

【非直接性】

Q9 対象
- 非常に異なる
- 異なる
- あまり変わらない（同じ）

Q10 介入
- 非常に異なる
- 異なる
- あまり変わらない（同じ）

Q11 対照
- 非常に異なる
- 異なる
- あまり変わらない（同じ）

Q12 アウトカム
- 非常に異なる
- 異なる
- あまり変わらない（同じ）

文献ID　　　作成者　　　更新日
文献情報

分担・CQ　構造化抄録分担　　通し番号　　CQ　　[CQ一覧]
採否
- 採択
- 除外（CQに該当しない）
- 除外（Review（総説））
- 除外（その他）
研究デザイン
- Review系
- 介入研究
- 観察研究
プルダウンから選択してください
その他の場合のみ記入→　　[研究デザインの説明]
論文検索方法

データ抽出方法
研究期間（症例集積期間）
研究施設
目的
研究期間（治療期間／追跡期間）
対象患者（P）
症例数
追跡率（%）
対象人種
介入（I）
対照（C）
結論
コメント

評価項目（O）

患者立脚型評価	医療者側評価	臨床所見	画像評価など	合併症1	合併症2	リスクファクター	その他

[記載なし一括チェック] [チェック外す]

患者満足度（KOOS他）	統計手法	
	結果	
□記載なし		
スポーツレベル・活動性（Tegner等）	統計手法	
	結果	
□記載なし		
スポーツ種目	統計手法	
	結果	
□記載なし		
スポーツ復帰	統計手法	
	結果	
□記載なし		

備考

図 1　構造化抄録フォーム

表3　エビデンス総体評価シート

【4-7 評価シート エビデンス総体】

診療ガイドライン	前十字靭帯（ACL）損傷診療ガイドライン
CQ	
対象	
介入	
対照	

エビデンスの強さはRCTは"強（A）"からスタート、観察研究は弱（C）からスタート
* 各ドメインは"高（-2）"、"中／疑い（-1）"、"低（0）"の3段階
** エビデンスの強さは"強（A）"、"中（B）"、"弱（C）"、"非常に弱（D）"の4段階
*** 重要性はアウトカムの重要性（1～9）

エビデンス総体

アウトカム	研究デザイン	研究数	バイアスリスク*	非一貫性*	不精確*	非直接性*	その他（出版バイアスなど）*	上昇要因（観察研究）*	対照群分母	対照群分子	(%)	介入群分母	介入群分子	(%)	効果指標（種類）	効果指標統合値	信頼区間	エビデンスの強さ**	重要性***	コメント

（リスク人数（アウトカム率）は対照群分母～介入群（%）の列にかかる）

コメント（該当するセルに記入）

アウトカム	研究デザイン／研究数	バイアスリスク*	非一貫性*	不精確*	非直接性*	その他（出版バイアスなど）*	上昇要因（観察研究）*	対照群分母	対照群分子	(%)	介入群分母	介入群分子	(%)	効果指標（種類）	効果指標統合値	信頼区間	エビデンスの強さ**	重要性***

前　文

表 4　エビデンスの強さ

- □　A（強）：効果の推定値に強く確信がある
- □　B（中）：効果の推定値に中程度の確信がある
- □　C（弱）：効果の推定値に対する確信は限定的である
- □　D（とても弱い）：効果の推定値がほとんど確信できない

表 5　推奨の強さ

- □　1（強い）：「実施すること」，または，「実施しないこと」を推奨する
- □　2（弱い）：「実施すること」，または，「実施しないこと」を提案する
- □　明確な推奨ができない

7．利益相反

・利益相反の申告

ガイドライン策定委員会全員の自己申告により利益相反の状況（2015 年度から 2017 年度）を確認した．担当理事およびいずれの委員においても，Clinical Question に対する推奨文に直接かかわる申告された企業はなかった．

・利益相反への対策

意見の偏りを最小限にする目的で，すべての推奨決定は各章の担当者ではなく，委員会全員の投票とし，全体のコンセンサスを重視した．

8．資金

本ガイドラインの作成に要した資金は，すべて日本整形外科学会により拠出されたものであり，その他の組織，企業からの支援は一切受けていない．

第1章　疫学・自然経過・病態

Background Question 1

ACL損傷に危険因子は存在するか

回答

● 性別（女性）の他，解剖学的因子などが危険因子として考えられている．

　ACL損傷の危険因子として，性別，解剖学的因子，神経筋因子，遺伝的因子，人種，ACL損傷の家族歴の関連性が示されている．

　性別について，アルペンスキー選手の後ろ向き調査から女性におけるACL損傷発生率はオッズ比2.3で有意に高く，またフィンランドの9年間の前向き調査では週4回以上の頻度でスポーツ活動に参加している女性におけるACL損傷の危険率は対照群に比較し8.5倍と男性の4.0倍より高かったことから，女性であることがACL損傷の危険因子と考えられる[1〜3]．非接触型ACL損傷と月経周期との関連性は，卵胞期での受傷が多いことが示されており[4,5]，これを裏づける研究として女性のACL損傷患者は17βエストラジオール，プロゲステロン，テストステロン濃度が対照群と比較して有意に低かったことが報告されている[6]．また，経口避妊薬使用歴のない症例のrelative risk（RR）を1.0とした場合，5年以内に経口避妊薬使用歴がある女性ではRR 0.82であったことから[7]，女性ホルモンとACL損傷リスクとの関連性が示されている．米国軍士官候補生を対象とした追跡調査からは全身弛緩性，BMIが独立した危険因子であることが示されている[8,9]．

　解剖学的因子として脛骨後方傾斜が大きく[10〜13]，顆間窩幅が小さいことが示されている[12,14]．近年ではMRIを用いた脛骨関節面の詳細な検討も行われており，ACL損傷群ではmeniscal slopeが有意に大きいことや[15]，男性においてACL損傷群では対照群と比較して脛骨外側関節面の前後径が有意に小さく，大腿骨，脛骨関節面の曲率半径が小さかったこと[16]，脛骨外側関節面の後方傾斜角4°をカットオフ値とした場合，ACL損傷の予測における感度は76％，特異度は75％であったこと[17]が報告されている．また，複数の解剖学的要因からACL損傷リスクを検討した研究では，男性においてはACL volumeの減少（$1 mm^3$減少すると危険性が43％増加）と脛骨外側コンパートメントのposterior meniscus angleの減少（1°減少すると危険性が23％増加）が，女性では大腿骨顆間のアウトレットの狭小（1 mm狭くなると危険性が50％増加）と脛骨外側コンパートメントのmiddle cartilage slopeの増大（1°増加すると危険性が32％増加）が危険因子であったと報告されている[18]．膝関節のみならず，股関節において単純X線像でのcenter-edge angle（CEA）が小さいことが危険因子であることも示された[19]．

　神経筋因子としては体幹，膝関節の神経筋コントロールの不良がACL損傷リスクとなることが示された．体幹の側方移動量の増大[20]，ジャンプ着地動作における膝外反モーメントが25 Nm以上であること[21]，サイドカット時の筋電図活動電位が半腱様筋腱で低く外側広筋で高いこと[22]，男性の非接触型ACL損傷患者では股関節内旋可動域が有意に低下していること[23]が危険因子として示された．

コラーゲン遺伝子[24~26]，*VEGFA*（vascular endothelial growth factor A），*KDR*（kinase insert-domain receptor）遺伝子[27]，*MMPs*（matrix metalloproteinases）遺伝子[28] における遺伝子型がACL 損傷群と対照群との間で異なっていたことが報告されており，ACL 損傷に遺伝的要因が関連していることが示された．また，両親のいずれかに ACL 損傷の既往がある場合のオッズ比は 1.95であったことからも遺伝的要因の関連性が示唆された[29]．また，WNBA 女子バスケットボール選手において白人女性の受傷率はオッズ比 6.55 と有意に高く[30]，人種による ACL 損傷リスクの違いが示唆される結果であった．

　以上の文献の多くが観察研究でありエビデンスレベルの高い論文は少ないが，前版のガイドラインも参考にしながら ACL 損傷の危険因子として矛盾のない結果である論文を採択した．相反する結果となった論文は存在しなかったものの，危険因子を確立するためにはエビデンスレベルの高い大規模な研究，論文が必要と考えられる．

文献

1) Raschner C, et al: Br J Sports Med 2012; **46**: 1065.
2) Beynnon BD, et al: Am J Sports Med 2014; **42**: 1806.
3) Parkkari J, et al: Br J Sports Med 2008; **42**: 422.
4) Hewett TE, et al: Am J Sports Med 2007; **35**: 659.
5) Ruedl G, et al: Knee Surg Sports Traumatol Arthrosc 2009; **17**: 1065.
6) Stijak L, et al: Knee Surg Sports Traumatol Arthrosc 2015; **23**: 2742.
7) Rahr-Wagner L, et al: Am J Sports Med 2014; **42**: 2897.
8) Uhorchak JM, et al: Am J Sports Med 2003; **31**: 831.
9) Evans KN, et al: Knee Surg Sports Traumatol Arthrosc 2012; **20**: 1554.
10) Hohmann E, et al: Knee Surg Sports Traumatol Arthrosc 2011; **19** Suppl 1: 109.
11) Zeng C, et al: Knee Surg Sports Traumatol Arthrosc 2016; **24**: 830.
12) Sonnery-Cottet B, et al: J Bone Joint Surg Br 2011; **93**: 1475.
13) Hashemi J, et al: Am J Sports Med 2010; **38**: 54.
14) Zeng C, et al: Knee Surg Sports Traumatol Arthrosc 2013; **21**: 804.
15) Hudek R, et al: Clin Orthop Relat Res 2011; **469**: 2377.
16) Wahl CJ, et al: J Bone Joint Surg Am 2012; **94**: 217.
17) Dare DM, et al: Am J Sports Med 2015; **43**: 1632.
18) Sturnick DR, et al: Am J Sports Med 2015; **43**: 839.
19) Yamazaki J, et al: Am J Sports Med 2011; **39**: 410.
20) Zazulak BT, et al: Am J Sports Med 2007; **35**: 1123.
21) Myer GD, et al: Br J Sports Med 2015; **49**: 118.
22) Zebis MK, et al: Am J Sports Med 2009; **37**: 1967.
23) Gomes JL, et al: Arthroscopy 2008; **24**: 1034.
24) Posthumus M, et al: Br J Sports Med 2009; **43**: 352.
25) Posthumus M, et al: Am J Sports Med 2009; **37**: 2234.
26) Posthumus M, et al: Br J Sports Med 2010; **44**: 1160.
27) Rahim M, et al: J Orthop Res 2014; **32**: 1612.
28) Posthumus M, et al: Scand J Med Sci Sports 2012; **22**: 523.
29) Westin M, et al: Knee Surg Sports Traumatol Arthrosc 2016; **24**: 697.
30) Trojian TH, et al: Am J Sports Med 2006; **34**: 895.

Background Question 2

非接触型 ACL 損傷の受傷メカニズムにはどのようなものがあるか

回答

● ジャンプの着地や急停止時に膝外反と脛骨内旋が生じて受傷することが多い.

これまで主に聞き取り調査により ACL 損傷の受傷状況が報告されていたが, 近年では受傷時のビデオをもとに受傷機序を記述する報告がなされており, 非接触型 ACL 損傷では膝外反と脛骨内旋が生じて受傷することが多いと考えられる. また, 股関節内旋位, 踵接地, 体幹の側屈も受傷に関連していると考えられている.

女子ハンドボール選手 7 例とバスケットボール選手 3 例の ACL 損傷受傷シーンを複数方向から撮影したビデオを用いて, model-based image-matching technique の手法で解析した報告では, 接地後 40 ms 以内に急激な膝外反変化が生じ, 脛骨は接地後 40 ms までは内旋しその後外旋に転じていたことから, 膝外反に伴い外側コンパートメントへの軸圧が生じ, 外側脛骨プラトーの後傾によって脛骨内旋・前方引き出しが生じることにより ACL が断裂することが推定された[1]. さらに, アルペンスキー選手 2 例(男女 1 例ずつ)に対し同手法を用いた解析では, 股関節は接地から断裂まで内旋位で一定で[2], 股関節内旋位での固定は受傷メカニズムのひとつであると考えられる.

足部の接地について, バスケットボール選手 29 例の受傷時のビデオ解析では全例が足部全体または踵接地で[3], サッカー選手 33 例のビデオ解析では 11 例が踵接地, 7 例が足部全体の接地で受傷していた[4]. また体幹について, 男性サッカー選手 33 例のビデオ解析では 16 例が非受傷側への体幹の側屈を認めた[4]. 一方, ACL 損傷受傷時の女性バスケットボール選手 10 例のビデオと受傷の動作に近いコントロール群 6 例のビデオを用いて体幹運動の比較を行った研究では, 受傷した選手は有意に受傷側への体幹の側屈の増大を認め, さらに前傾が小さかった[5]. 踵接地や体幹側屈については, 受傷に関連する因子であると考えられるが, これらの研究はビデオを入手できた少数の症例に限られており, 得られた知見が ACL 損傷のすべてにあてはまるかどうかは不明である. 受傷動作や男女間などによっても異なる可能性があり, さらなる検討を行う必要がある.

文献

1) Koga H, et al: Am J Sports Med 2010; **38**: 2218.
2) Bere T, et al: Am J Sports Med 2013; **41**: 1067.
3) Boden BP, et al: Am J Sports Med 2009; **37**: 252.
4) Walden M, et al: Br J Sports Med 2015; **49**: 1452.
5) Hewett TE, et al: Br J Sports Med 2009; **43**: 417.

第 1 章　疫学・自然経過・病態

Background Question 3

ACL 損傷後の自然経過は

回答
●関節軟骨損傷や半月板損傷の頻度が高まり，これらは受傷時の年齢，性別や活動性に影響される．

　ACL 損傷を放置すると経時的に関節軟骨損傷，内側半月板損傷の有病率が増加する．ACL 再建時の鏡視所見に基づく調査では，受傷から再建術までの待機期間が長い場合，関節軟骨損傷・半月板損傷の頻度が増加した[1]．若年の ACL 損傷患者(平均年齢 15 歳)に対する調査でも，受傷から再建術までの待機期間が長い場合，内側半月板損傷の発生ないし損傷の程度が悪化する頻度が増加していた[2]．ACL 再建術前に 2 回の MRI 撮像(1 回目は受傷後平均 8.5 ヵ月，2 回目は受傷後平均46.9 ヵ月)を行った症例の検討でも，内側半月板損傷の頻度は 1 回目よりも 2 回目の検査で有意に増加していた[3]．

　特に ACL 損傷時の年齢が高い場合は関節軟骨損傷の頻度が増加し，男性は女性よりも半月板損傷の頻度が増加していた．ACL 損傷再建術時の関節鏡視所見による調査では，加齢に伴い関節軟骨損傷のオッズ比が上昇し，男性は女性と比較して外側半月板および内側半月板損傷のオッズ比がともに上昇していた[4~6]．

　ACL 損傷後，活動レベルは下がるものの，短期・中期的には自覚的な膝機能評価・筋力は比較的良好である．保存的に加療された ACL 損傷患者(観察期間 12 ～ 66 ヵ月)の調査では，最終経過観察時の Lysholm score の平均は 87，Tegner activity score は受傷前 7.1 から受傷後 5.6 と低下していた．hop-for-distance は健側比 96％であった[7]．ACL 損傷後の長期的な経過はエビデンスが乏しく不明な点が多い．

文献

1) Chen G, et al: Knee Surg Sports Traumatol Arthrosc 2015; **23**: 792.
2) Guenther ZD, et al: Clin Orthop Relat Res 2014; **472**: 990.
3) Yoo JC, et al: Am J Sports Med 2009; **37**: 1478.
4) Kluczynski MA, et al: Am J Sports Med 2013; **41**: 2759.
5) Sri-Ram K, et al: Bone Joint J 2013; **95-B**: 59.
6) Slauterbeck JR, et al: J Bone Joint Surg Am 2009; **91**: 2094.
7) Muaidi QI, et al: Sports Med 2007; **37**: 703.

第2章 診断

Background Question 4

ACL 損傷の診断に徒手検査は有用か

回答

● Lachman test と pivot shift test は ACL の損傷診断に有用である.

　ACL 損傷の診断では Lachman test, pivot shift test, 前方引き出しテストの3つの徒手検査による評価が一般的である. 2005年までの28編の論文を対象とした1つのメタアナリシスでは, 非麻酔下における新鮮 ACL 損傷の徒手検査で Lachman test が感度, 特異度とも高く, pivot shift test は特異度が高い検査であった. 一方, 前方引き出しテストは感度, 特異度とも低い徒手検査であった[1]. 過去30年の14文献を対象としたメタアナリシスでも Lachman test が ACL 損傷の診断で感度, 特異度とも最も高く, pivot shift test が最も特異度が高い徒手検査であった[2]. 非麻酔下と麻酔下での徒手検査の結果を比較すると, 非麻酔下では Lachman test が最も感度が高く, また特異度では3者同等であった. 麻酔下においても Lachman test が最も感度が高かったが, 特異度では pivot shift test が最も高い結果であった[3]. 麻酔下における徒手検査は疼痛, 筋緊張を取り除くことで pivot shift test の感度, 特異度の上昇を認め, 検査の正確性を向上させていた.

　Lachman test や pivot shift test は手技の習熟が必要なものの, コスト的に問題なく, 臨床的な価値が高いため, 他のガイドラインを参考に, Clinical Question ではないが決定過程を詳しく記載すべきと判断した.

文献
1) Benjaminse A, et al: J Orthop Sports Phys Ther 2006; **36**: 267.
2) Huang W, et al: Acta Orthop Traumatol Turc 2016; **50**: 22.
3) van Eck CF, et al: Knee Surg Sports Traumatol Arthrosc 2013; **21**: 1895.

第 2 章　診断

Background Question 5

ACL 損傷の診断に X 線検査は必要か

回答

● 確定診断はできないが，間接的所見は診断に役立ち，また，鑑別診断のためにも X 線検査は必要である.

　X 線検査で ACL 損傷の確定診断をすることはできないが，Segond 骨折や lateral femoral notch sign など ACL 損傷を示唆する間接的な X 線所見が報告されており，診断の助けとなる．また，鑑別診断のためには膝関節 3 方向（正面像，側面像，軸射像）の X 線検査が必要であり，緊急処置を要する可能性がある骨折や膝関節脱臼などの早期診断にもつながる.

　Segond 骨折は正面像で脛骨プラトー外側に認められる裂離骨折であり，lateral capsular sign とも呼ばれる[1]．頻度は ACL 損傷の 6 ～ 9％であるが[2,3]，Segond 骨折の 75 ～ 100％の症例で ACL 損傷を認めることが報告されており[4,5]，Segond 骨折を認めれば ACL 損傷を疑い精査を進める必要がある.

　lateral femoral notch sign は側面像で大腿骨外顆に認められる深い陥凹で，ACL 損傷の 3.2 ～ 26.4％に認められる[6,7]．深さ 2.0 mm を ACL 損傷診断のカットオフ値とすると，感度 3.2％，特異度 100％，陽性的中率 100％であり[6]，ACL 損傷を示唆する有用な X 線所見である.

　ストレス撮影を行って前方不安定性を評価し ACL 損傷を診断する試みがこれまでに報告されているが，他の診断ツールより有用であるかについては一定の見解が得られていない[8].

　ACL 裂離骨折は成人でもみられるが小児や成長期に生じることが多く，その大部分は脛骨付着部で生じるため，脛骨顆間隆起に骨折線または転位した骨片を認めれば診断可能である．受傷機転が比較的似ている膝蓋骨脱臼も鑑別が必要である．膝蓋骨は外側に偏位し，約 20％の症例では膝蓋骨または大腿骨外顆から生じた骨軟骨片（sliver sign）を関節内に認める．sliver sign は軸射像でしか確認できない症例が約 30％あり，軸射像を撮影すべきであると報告されている[9].

文献

1) Woods GW, et al: Am J Sports Med 1979; **7**: 27.
2) Hess T, et al: Clin Orthop Relat Res 1994; **303**: 193.
3) Gaunder CL, et al: Am J Sports Med 2017; **45**: 3210.
4) Dietz GW, et al: Radiology 1986; **159**: 467.
5) Goldman AB, et al: AJR Am J Roentgenol 1988; **151**: 1163.
6) Yu JS, et al: Emerg Radiol 1995; **2**: 129.
7) Herbst E, et al: Knee Surg Sports Traumatol Arthrosc 2017; **25**: 569.
8) James EW, et al: Clin Orthop Relat Res 2014; **472**: 2644.
9) Haas JP, et al: Skeletal Radiol 2012; **41**: 595.

Background Question 6

ACL 損傷の診断に MRI は有用か

回答

●施設や読影者により多少の影響は受けるものの，有用な検査である．さらに合併損傷の評価にも有用である．

　靱帯実質部で損傷することが多い ACL 損傷では，X 線像による確定診断は困難である．このため，軟部組織の描出に優れている MRI 検査が ACL 損傷の診断の精度を高めるのに有用である．

　MRI 所見と関節鏡所見を比較した論文 89 編によるシステマティックレビューでは，MRI による診断の感度は 87％，特異度は 91％と高いレベルであった[1]．また経時的な変化においても，ACL 損傷診断予測の感度は 6 週で 82.1％，3 ヵ月時で 89.4％，1 年時で 89.4％と高いレベルを維持していた[2]．また ACL そのものの損傷が明確でない場合でも，MRI で脛骨外側プラトー後方の骨挫傷（bone bruise），PCL の角度変化，外側半月板後角の変位などの二次的な所見が認められれば，ACL 損傷の診断の一助になる[3]．さらに撮影方法を工夫することにより，合併する半月板損傷の重症度の評価[4]，早期の軟骨損傷の評価[5]，および前内側線維束損傷と後外側線維束損傷の鑑別診断[6,7] が可能となる．

　しかし，ACL 再損傷を MRI で診断する場合の感度は 60％，特異度は 87％と低くなり，特に明らかな受傷機転を有さない症例では，その診断率は低くなることが報告されている[8]．また，合併する半月板損傷を MRI で診断する場合に，診断の特異度は 90 ～ 95％と高いが，感度は 57 ～ 77％と低くなり，偽陽性率が 6 ～ 11％であることが報告されているので，注意が必要である[9]．

文献

1) Jackson JL, et al: Ann Intern Med 2003; **139**: 575.
2) Yoon JP, et al: Clin Orthop Surg 2013; **5**: 19.
3) McCauley TR, et al: AJR Am J Roentgenol 1994; **162**: 115.
4) Wang A, et al: Osteoarthritis Cartilage 2016; **24**: 631.
5) Nishioka H, et al: Eur J Radiol 2013; **82**: 1499.
6) Chang MJ, et al: Clin Orthop Relat Res 2013; **471**: 3283.
7) Ng AW, et al: Skeletal Radiol 2013; **42**: 209.
8) Waltz RA, et al: Am J Sports Med 2014; **42**: 1652.
9) Bin Abd Razak HR, et al: Ann Transl Med 2015; **3**: 243.

第3章　保存治療と手術適応

Clinical Question 1

保存治療は有用か

推奨			
推奨草案	推奨度	合意率	エビデンスの強さ
●保存治療は再建術と比べ，スポーツ復帰率や変形性膝関節症の発生率に有意差がなく，一定の有用性はあると考えられるが，半月板損傷を予防する観点からは行わないことを提案する．	2	85.7%	C

　ACL 損傷後のスポーツ復帰率について，1つのメタアナリシスでは，ACL 損傷に対する再建群と保存治療群の間に有意差はなかった[1]．一方，スポーツレベル・活動性について，1つのシステマティックレビューでは再建群のほうが保存治療群に比べ，有意に Tegner activity score による活動性の回復が大きかった[2]．研究によって保存治療群と再建群の選択や評価法に差があり，ACL 損傷後のスポーツ復帰やスポーツレベル・活動性の変化については，より調査法の統一された大規模研究が望まれる．

　変形性膝関節症（OA）の発生率については，システマティックレビューでは再建群と保存治療群との間に有意差はなかった[2]．またコホート研究では，ACL 損傷に対する保存治療の長期追跡調査でも変形性膝関節症の発生は比較的少なく（15%），変形性膝関節症の進行がみられたのは半月板切除例であった[3]．ACL 再建術を行うこと自体が変形性膝関節症の発生を抑えることにはならず，半月板損傷や半月板切除が変形性膝関節症発生の主な原因と推察されるが，ACL 保存治療では経過観察中に半月板損傷が生じる例が少なからず存在し[3]，ACL 再建後に長期経過観察を行った研究では半月板損傷の発生が抑制される可能性が示されている[1,2]．

　よって，エビデンスレベルは低いながらも ACL 損傷に対する保存治療には一定の有効性はあると考えられるが，半月板損傷を予防する観点からは明確な推奨はできない．また推奨決定会議では，現在の解剖学的 ACL 再建は以前までの非解剖学的な ACL 再建よりも，変形性膝関節症の発生をより抑制できる可能性があるのではないかとの意見も出された．

文献

1) Smith TO, et al: Knee 2014; **21**: 462.
2) Chalmers PN, et al: J Bone Joint Surg Am 2014; **96**: 292.
3) Neuman P, et al: Am J Sports Med 2008; **36**: 1717.

第 3 章　保存治療と手術適応

Background Question 7

小児 ACL 損傷に対し保存治療は有用か

回答

● 小児 ACL 損傷に対する保存治療は有用とはいえないが，症例ごとに年齢や骨端線開存の有無，活動性などを十分考慮して治療法を決定する必要がある．

　膝安定性について，メタアナリシスでは早期手術療法に比べ保存治療では膝の不安定性が有意に残存していた[1]．その他の観察研究でも，保存治療では多くの例で膝不安定性が認められている[2~4]．

　術後臨床成績に関するメタアナリシスでは，Lysholm score については手術療法群と保存治療群に有意差はないものの手術療法群のほうがスコアが高く，International Knee Documentation Committee（IKDC）では手術療法群のほうが保存治療群より有意に良好な結果であった[1]．その他の観察研究でも，保存治療では Tegner activity score の改善に乏しいことが示されている[5]．

　スポーツ復帰については，メタアナリシスでは手術療法のほうが保存治療よりも有意に高い比率で以前のスポーツレベルに復帰し，Tegner activity score についても手術療法のほうが保存治療よりも有意に良好であった．その他の観察研究では，保存治療では治療後のスポーツレベル・活動性は低いとするものがある一方[2]，過半数がもとの活動性に復帰したとの報告もある[4]．

　これらから，小児 ACL 損傷に対する保存治療は有用とはいえないが，それぞれの症例において患者の年齢や骨端線開存の有無，活動性などを十分考慮して治療法を決定する必要がある．

　多くの文献が観察研究であり，それぞれの研究の症例数が少ないためエビデンスレベルは低い．よりエビデンスレベルの高い研究が望まれるが，小児 ACL 損傷に対する治療では限界もある（骨端線閉鎖前の再建術については Clinical Question 11 を参照）．

文献
1）Ramski DE, et al: Am J Sports Med 2014; **42**: 2769.
2）Mizuta H, et al: J Bone Joint Surg Br 1995; **77**: 890.
3）Arbes S, et al: Int Orthop 2007; **31**: 471.
4）Moksnes H, et al: Knee Surg Sports Traumatol Arthrosc 2008; **16**: 214.
5）Janarv PM, et al: J Pediatr Orthop 1996; **16**: 673.

Clinical Question 2

若く活動性の高い患者の手術適応は

推奨			
推奨草案	推奨度	合意率	エビデンスの強さ
● ACL 再建術により膝関節の主観的・客観的不安定性が改善することから，ACL 再建術を行うことを推奨する．	1	100%	B

　若く活動性の高い患者の手術適応について，本ガイドラインの検証期間で追加採用した1つのシステマティックレビューでは，ACL 損傷後に保存治療を行ったあと，最終的に再建術が必要となった患者の要因について検討している．受傷前の活動性が受傷後の ACL 再建の必要性に影響を与えるかどうかについては2文献が採用されたが，1つの文献では受傷前の活動性が高いほど受傷後に ACL 再建が必要となることが多かった一方，もう1つの文献では受傷前の活動性は影響を与えなかったと意見が分かれていた．また，性別や受傷後の膝不安定性は最終的に ACL 再建が必要となるかを予測できる要因にはならなかった[1]．

　AAOS の 2014 年 ACL 損傷ガイドラインでは，Clinical Question として「ACL YOUNG ACTIVE ADULT」があげられ，18～35歳の若く活動性の高い ACL 損傷患者に対しては ACL 再建を推奨する中等度のエビデンスが存在するとされている．また，Lachman test や KT-1000，pivot shift test による膝の不安定性は ACL 再建術により改善し，膝不安定感のエピソードも減少することが示されている[2~5]．

　今後，膝の主観的・客観的不安定性が半月板損傷や関節軟骨損傷とどのように関連するかについての，よりエビデンスレベルの高い研究がさらに必要ではあるが，若く活動性の高い患者に対しては，ACL 再建術を行うことを推奨する．

文献
1) Eggerding V, et al: J Orthop Sports Phys Ther 2015; **45**: 37.
2) Frobell RB, et al: N Engl J Med 2010; **363**: 331.
3) Frobell RB, et al: BMJ 2013; **346**: f232.
4) Marcacci M, et al: Am J Sports Med 1995; **23**: 690.
5) Raviraj A, et al: J Bone Joint Surg Br 2010; **92**: 521.

第 3 章　保存治療と手術適応

Background Question 8

膝不安定性を認める患者の治療法は

回答

●膝不安定性を認める ACL 損傷患者に対する保存治療と ACL 再建の比較については，現在のところ明確なエビデンスは得られていない．

　不安定性を認める患者の治療法について，1 つのシステマティックレビューでは ACL 損傷後に保存治療を行ったあと，最終的に再建術が必要となった患者の要因について検討し，性別や受傷後の膝不安定性は，最終的に ACL 再建が必要となるかを予測できる要因にはならなかった[1]．

　一方，AAOS の 2014 年 ACL 損傷ガイドラインでは，「ACL RECURRENT INSTABILITY」の Clinical Question に対して 1 つの前向き比較研究が採用されており，この研究では明らかな膝不安定性を有するものの ACL 再建を行わなかった群と，ACL 損傷後に膝の不安定性が明らかであったために受傷後しばらく経過してから ACL 再建を行った群の比較を行っている．この前者の ACL 保存治療群 139 例のうち，スポーツ活動中に giving way を生じる患者が 18％存在したのに対し，後者の ACL 再建群 33 例では 3％のみであった．同様に，ACL 保存治療群では 9％に日常生活での giving way を認めたのに対し，ACL 再建群では 3％のみであった．この主観的評価の結果は，膝不安定性の定量評価や徒手検査でも同様であった．ACL 保存治療群では 84％で KT-1000 での膝関節不安定性患健側差（manual maximum）が 3 mm 以上を示し，84％で pivot shift test 陽性であった．一方 ACL 再建群では，KT-1000 での膝関節不安定性患健側差が 3 mm 以上を示したのは 70％で，pivot shift test 陽性であったのは 52％であった．この結果から，AAOS の ACL 損傷ガイドラインでは推奨の強さは弱いものの，膝の不安定性を減少させるためにも ACL 再建を選択することが提案されている．

　しかし AAOS の ACL 損傷ガイドラインで唯一採用された上記論文は 1994 年のものであり，治療成績も良好なものではないこと，また本ガイドラインの検証期間で採用した上記論文[1] の内容から，推奨決定会議ではこの Clinical Question に対する明確なエビデンスは得られていないと結論した．

文献

1) Eggerding V, et al: J Orthop Sports Phys Ther 2015; **45**: 37.

Clinical Question 3

中高齢者に対して手術適応はあるか

推奨			
推奨草案	推奨度	合意率	エビデンスの強さ
● ACL 再建術は中高齢者においても若年者と同等の結果が得られる．したがって，スポーツ復帰の希望や活動性などを考慮して手術適応を決定するべきである．	2	71.4%	C

　中高年者に対する ACL 再建術後のスポーツ復帰については，いくつかの研究で比較的良好な成績が示されている[1~3]．一方，50 歳以上の ACL 損傷に対して，再建術を受けた 20 例と 30 歳以下で ACL 再建を受けた 20 例を比較した 2011 年の文献では，術前の活動レベルに復帰したのは 50 歳以上のグループでは 12 例（60%），30 歳以下のグループでは 18 例（90%）であり，50 歳以上での術前活動レベルへの復帰率は有意に低かった[4]．

　変形性膝関節症の進行については明確なエビデンスは得られていない．1 つの非ランダム化比較研究では中高年者 ACL 損傷の保存治療と手術療法について検討し，変形性膝関節症の進行の有無については保存治療と手術療法で有意差はなかったが，手術方法には一次修復術や関節外再建も含まれており，現在の治療法に沿ったものではない[5]．また 1 つの観察研究では，40 歳以上の ACL 損傷に対して再建術を施行し 2 年以上経過しても，単純 X 線検査では過半数で変形性膝関節症変化を認めないか軽度の変化のみであった[1]が，ACL 損傷後に保存的に加療され，5 ～ 18 年（平均 7 年）経過した 40 ～ 60 歳の患者に対する研究では，単純 X 線検査で 87% に変化がみられなかった[6]．

　中高年者に対する ACL 再建後の膝安定性については良好であるとする報告が多い．2011 年のシステマティックレビューでは採用した全文献で膝安定性は改善しており[7]，また多くの観察研究では術後の脛骨前方安定性は患健側差 2 mm 以下であった[3,8~11]．40 歳以上の ACL 再建患者 30 例と，20 ～ 24 歳の ACL 再建患者 37 例の膝安定性を検討した観察研究では，最終調査時の KT-1000 での患健側差では両群間に有意差はなかった[8]．

　そのほか IKDC score や Lysholm score に関しては，ACL 再建術は中高年者においても若年者と同様の結果が得られた[4,8]．

　以上の文献の多くが観察研究であり，また中高年者で ACL 再建を受けた症例群のみの検討で，若年者 ACL 再建患者群を対照として比較した研究は多くない．さらに中高年の ACL 損傷患者に対して ACL 再建と保存治療を行い比較した研究はほとんどなく，あっても現在の術式にそぐわないため，推奨度は弱いとした．

文献

1) Kuechle DK, et al: Arthroscopy 2002; **18**: 845.
2) Figueroa D, et al: Knee 2014; **21**: 1166.
3) Novak PJ, et al: Am J Knee Surg 1996; **9**: 111.
4) Osti L, et al: Knee Surg Sports Traumatol Arthrosc 2011; **19**: 412.
5) Zysk SP, et al: Arch Orthop Trauma Surg 2000; **120**: 59.
6) Ciccotti MG, et al: J Bone Joint Surg Am 1994; **76**: 1315.
7) Legnani C, et al: J Orthop Traumatol 2011; **12**: 177.
8) Brandsson S, et al: Arthroscopy 2000; **16**: 178.

第 3 章　保存治療と手術適応

9）Arbuthnot JE, et al: Knee Surg Sports Traumatol Arthrosc 2010; **18**: 73.
10）Khan RM, et al: Knee Surg Sports Traumatol Arthrosc 2010; **18**: 68.
11）Stein DA, et al: Orthopedics 2006; **29**: 533.

Clinical Question 4

再建術の時期はいつがよいか

推奨			
推奨草案	推奨度	合意率	エビデンスの強さ
● ACL 再建は受傷後早期（3〜6ヵ月以内）に行うことを推奨する.	1	100%	B

　陳旧性の ACL 損傷では，半月板損傷の合併が比較的高頻度にみられることが知られている．ACL 損傷例における半月板損傷の合併を 1,375 例でみた観察研究では，半月板損傷の発生リスクは受傷後 2 週以内と比べると受傷後 26 週から有意に高まり，男性では半月板損傷の合併が女性より有意に多く，活動性は半月板損傷合併に有意な影響を与えなかった[1].

　本ガイドラインで行ったメタアナリシスでも，受傷後 3 ヵ月以内に ACL 再建を行ったほうが，陳旧例となって（あるいは受傷後長期間待機して）ACL 再建を行うよりも，有意に半月板損傷の合併が少なかった（図 1）．図 1 では内側・外側半月板の区別なく扱っている文献を対象としたが，内側・外側半月板損傷を別々に記載している文献を検討したところ，内側半月板損傷の合併については同様に，受傷後 3 ヵ月以内に ACL 再建を行ったほうが受傷後長期間待機して ACL 再建を行うよりも有意に内側半月板損傷の合併が少なかった（図 2）．一方，外側半月板損傷の合併については，受傷後 3 ヵ月以内に ACL 再建を行った群のほうがやや少ない傾向にはあるものの，待機手術群との間に有意差はなかった（図 3）.

　ACL 損傷後，再建までの期間が長いと関節軟骨損傷を生じるとする報告は多数存在する．関節軟骨損傷の有無と受傷から手術までの期間を調査した観察研究では，関節軟骨損傷なし群の受傷から手術までの期間が平均 17.4 ヵ月であるのに対し，軟骨損傷あり群では平均 37 ヵ月と有意に長く，また受傷から手術までの期間が長いと関節軟骨損傷の程度も悪化していた[2]. 本ガイドラインで行ったメタアナリシスでも，関節軟骨損傷予防の観点から，受傷後 3 ヵ月以内に ACL 再建を行うことを推奨する結果となった（図 4）.

　ACL 再建後の膝安定性に関する観察研究では，新鮮群（早期手術群）と陳旧群（待機手術群）との間に有意差はなかった[3,4].

　ACL 再建後のスポーツ復帰に関する 1 件の観察研究では，ACL 再建が 3 ヵ月以内（平均 6 週間）に施行された新鮮群と，3 ヵ月以上（平均 54 ヵ月）で施行された陳旧群とで比較し，最終調査時のスポーツ復帰率は新鮮群で 83%，陳旧群で 86% であった[4]. また，ACL 再建後の活動性についての 1 件の観察研究では，受傷後 2 〜 12 週で ACL 再建を受けた群の術後の Tegner activity score は平均 8 であったのに対し，陳旧群（受傷後 12 〜 24 ヵ月）では平均 6 であった[3].

　以上のメタアナリシスやシステマティックレビューなどから，推奨決定会議ではエビデンスの質は高いと判断し，ACL 再建は受傷後 3 〜 6 ヵ月以内に行うことを推奨することとした.

文献

1) O'Connor DP, et al: Arthroscopy 2005; **21**: 431.
2) Maffulli N, et al: Arthroscopy 2003; **19**: 685.
3) Karlsson J, et al: Knee Surg Sports Traumatol Arthrosc 1999; **7**: 146.
4) Noyes FR, et al: Am J Sports Med 1997; **25**: 460.

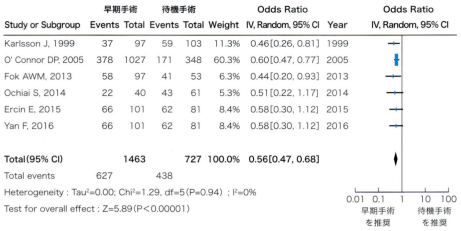

図1　半月板損傷と手術時期

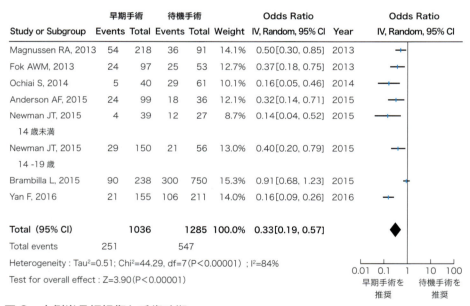

図2　内側半月板損傷と手術時期

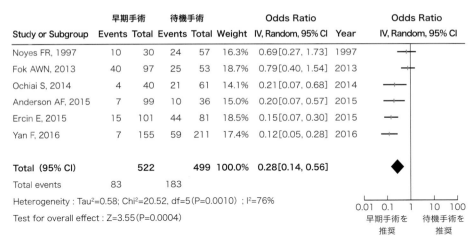

図3 外側半月板損傷と手術時期

図4 関節軟骨損傷と手術時期

第4章　ACL再建術とその成績

Clinical Question 5

膝蓋腱と膝屈筋腱を用いるACL再建術に臨床成績の差はあるか

推奨			
推奨草案	推奨度	合意率	エビデンスの強さ
● ACL再建術後の臨床成績に差はない.	1	100%	A

　ACL損傷に対する再建術は，解剖学的付着部への骨孔作製と適切な移植腱選択が必要となる．多く用いられている移植腱は骨付き膝蓋腱法（BTB）と膝屈筋腱法（STG）であり，優れた術後成績を得るためにいずれの移植腱選択がよいかはいまだ議論となっている．膝蓋腱法と膝屈筋腱法の術後成績を比較したシステマティックレビューでは脛骨前方移動量，Lachman test，pivot shift test，IKDC objective score，移植腱断裂，伸展制限，屈曲制限，スポーツ復帰率について両再建法に差を認めなかった[1,2]（図1〜3）．150例のACL再建術患者の術後2年成績を比較したランダム化比較試験では臨床スコア［Knee Injury and Osteoarthritis Outcome Score（KOOS），Lysholm score］および客観的評価（脛骨前方移動量，pivot shift test，筋力）には移植腱間の有意差なく優れた成績が得られていた[3]．

　Nationwide registryからの再手術率に関する報告では，膝屈筋腱法では初回ACL再建術から術後1年で0.65%，術後5年で4.45%の再手術率であり，膝蓋腱法では術後1年で0.16%，術後5年で3.03%であった．再手術の補正相対危険度は術後1年で3.82（95% CI 1.20〜12.2），術後5年で1.90（95% CI 0.43〜8.40）であり，膝屈筋腱法の術後1年での再手術率が膝蓋腱法よりも高かった[4,5]．膝蓋腱法による再建術の利点としては術後早期に膝屈曲筋力が低下しないことがあげられるが[6]，一方で膝前面痛やkneeling painの発生率については膝屈筋腱法のほうが優れている（図4, 図5）[1]．

　変形性膝関節症（OA）発症率に関しては，術後15年で膝屈筋腱群の32%，膝蓋腱群の26%がKL grade 2以上のOAに進行したが有意な差はないという報告もあるが[7]，一方で290例でのメタアナリシスでは膝蓋腱法によるACL再建術でのOA発生率が有意に高く，膝屈筋腱法のほうがOA進行抑制効果に優れるとする報告もある[2]．

　膝蓋腱と膝屈筋腱を用いるACL再建術はどちらも良好な臨床成績が得られると考えられており，推奨決定会議では満場一致で両者に臨床成績の差がないことが強く推奨された．

文献

1) Xie X, et al: Knee 2015; **22**: 100.
2) Xie X, et al: Eur J Orthop Surg Traumatol 2015; **25**: 149.
3) Sasaki S, et al: Am J Sports Med 2016; **44**: 855.
4) Rahr-Wagner L, et al: Am J Sports Med 2014; **42**: 278.
5) Gifstad T, et al: Am J Sports Med 2014; **42**: 2319.
6) Gifstad T, et al: Knee Surg Sports Traumatol Arthrosc 2013; **21**: 576.
7) Webster KE, et al: Am J Sports Med 2016; **44**: 83.

Study or Subgroup	STG Events	STG Total	BTB Events	BTB Total	Weight	Risk Ratio M-H, Random, 95% CI	Year
O'Neill, 2001	8	75	9	150	7.2%	1.78[0.71, 4.42]	2001
Ibrahim, 2005	7	45	5	40	5.2%	1.24[0.43, 3.61]	2005
Harilainen, 2006	6	37	6	38	5.5%	1.03[0.36, 2.90]	2006
Zaffagnini, 2006	7	25	6	25	6.7%	1.17[0.46, 2.98]	2006
Matsumoto, 2006	5	35	10	37	6.3%	0.53[0.20, 1.39]	2006
Liden, 2007	16	32	16	31	25.2%	0.97[0.60, 1.58]	2007
Barenius, 2010	28	75	26	78	32.2%	1.12[0.73, 1.72]	2010
Wipfler, 2011	1	22	4	26	1.3%	0.30[0.04, 2.45]	2011
Sajovic, 2011	0	27	1	25	0.6%	0.31[0.01, 7.26]	2011
Leys, 2012	1	51	0	43	0.6%	2.54[0.11, 60.76]	2012
Struewer, 2013	5	22	4	19	4.4%	1.08[0.34, 3.45]	2013
Leitgeb, 2014	8	40	4	56	4.7%	2.80[0.90, 8.66]	2014
Total (95% CI)		**486**		**568**	**100.0%**	**1.09[0.85, 1.39]**	
Total events	92		91				

Heterogeneity : Tau^2=0.00; Chi^2=8.61, df=11 (P=0.66) ; I^2=0%

Test for overall effect : Z=0.69 (P=0.49)

図 1　IKDC objective score

Study or Subgroup	STG Events	STG Total	BTB Events	BTB Total	Weight	Risk Ratio M-H, Random, 95% CI	Year
Marder, 1991	11	35	8	37	9.7%	1.45[0.66, 3.19]	1991
Aglietti, 1994	9	30	7	30	9.2%	1.29[0.55, 3.00]	1994
Shaieb, 2002	4	35	5	31	6.7%	0.71[0.21, 2.41]	2002
Feller, 2003	5	31	0	27	2.0%	9.63[0.56, 166.44]	2003
Aglietti, 2004	11	60	10	60	9.8%	1.10[0.51, 2.39]	2004
Ibrahim, 2005	8	45	5	40	7.9%	1.42[0.51, 4.00]	2005
Zaffagnini, 2006	9	25	3	25	6.9%	3.00[0.92, 9.79]	2006
Maletis, 2007	11	50	4	46	7.6%	2.53[0.87, 7.39]	2007
Barenius, 2010	21	75	12	78	11.0%	1.82[0.96, 3.43]	2010
Sajovic, 2011	2	27	8	25	5.5%	0.23[0.05, 0.99]	2011
Sadoghi, 2011	8	51	21	41	10.4%	0.31[0.15, 0.62]	2011
Leys, 2012	6	51	4	43	6.8%	1.26[0.38, 4.19]	2012
Sasaki, 2016	6	67	4	69	6.7%	1.54[0.46, 5.23]	2016
Total (95% CI)		**582**		**552**	**100.0%**	**1.19[0.77,1.83]**	
Total events	111		91				

Heterogeneity : Tau^2=0.33; Chi^2=28.48, df=12 (P=0.005) ; I^{22}=58%

Test for overall effect : Z=0.78 (P=0.43)

図 2　pivot shift test

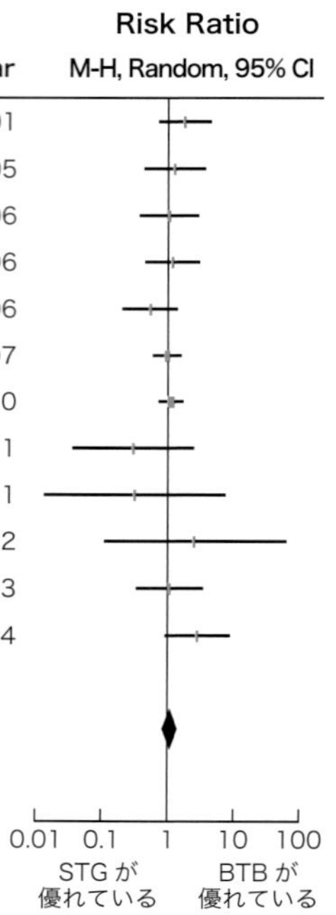

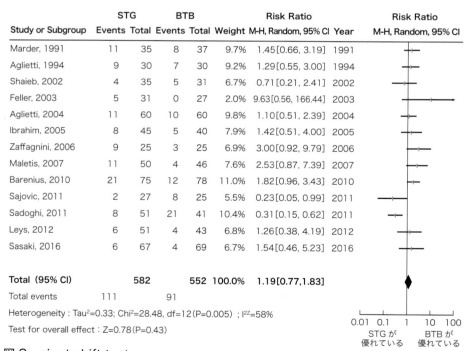

Study or Subgroup	STG Events	STG Total	BTB Events	BTB Total	Weight	Risk Ratio M-H, Random, 95% CI	Year
Kautzner J, 2015	38	42	34	39	55.7%	1.04[0.89, 1.21]	2015
Xie X, 2015	59	92	61	91	30.4%	0.96[0.78, 1.18]	2015
Gabler C, 2016	194	310	18	31	13.9%	1.08[0.79, 1.47]	2016
Total (95% CI)		**444**		**161**	**100.0%**	**1.02[0.91, 1.14]**	
Total events	291		113				

Heterogeneity : Tau²=0.00; Chi²=0.54, df=2(P=0.76) ; I²=0%

Test for overall effect : Z=0.30(P=0.77)

図 3　スポーツ復帰率

Study or Subgroup	STG Events	STG Total	BTB Events	BTB Total	Weight	Risk Ratio M-H, Random, 95% C	Year
Marder, 1991	6	35	11	37	6.9%	0.58[0.24, 1.39]	1991
Aglietti, 1994	1	30	1	30	0.7%	1.00[0.07, 15.26]	1994
Aune, 2001	4	32	5	29	3.6%	0.72[0.22, 2.44]	2001
Shaieb, 2002	7	35	13	31	8.7%	0.48[0.22, 1.04]	2002
Feller, 2003	10	31	11	26	11.5%	0.76[0.39, 1.50]	2003
Ibrahim, 2005	2	38	11	38	2.6%	0.18[0.04, 0.77]	2005
Laxdal, 2005	3	45	10	40	3.6%	0.27[0.08, 0.90]	2005
Zaffagnini, 2006	3	25	9	25	3.8%	0.33[0.10, 1.09]	2006
Svensson, 2006	11	31	11	28	12.2%	0.90[0.47, 1.75]	2006
Ladal, 2007	19	78	10	45	11.8%	1.10[0.56, 2.15]	2007
Sadoghi, 2011	8	27	12	25	10.6%	0.62[0.30, 1.26]	2011
Sajovic, 2011	13	51	21	41	17.2%	0.50[0.29, 0.87]	2011
Webster K, 2016	6	23	8	21	6.9%	0.68[0.28, 1.65]	2016
Total (95% CI)		**481**		**416**	**100.0%**	**0.62[0.49, 0.78]**	
Total events	93		133				

Heterogeneity : Tau²=0.00; Chi²=11.51, df=12(P=0.49) ; I²=0%

Test for overall effect : Z=4.05(P<0.0001)

図 4　膝前面痛

Study or Subgroup	STG Events	STG Total	BTB Events	BTB Total	Weight	Risk Ratio M-H, Random, 95% C	Year
Feller, 2003	8	31	17	26	11.8%	0.39[0.20, 0.76]	2003
Zaffagnini, 2006	7	31	17	28	10.5%	0.37[0.18, 0.76]	2006
Svensson, 2006	11	25	18	25	16.2%	0.61[0.37, 1.01]	2006
Laxdal, 2007	23	78	18	45	16.5%	0.74[0.45, 1.21]	2007
Taylor, 2009	5	24	8	21	6.9%	0.55[0.21, 1.42]	2009
Agiletti, 2010	9	60	37	60	12.4%	0.24[0.13, 0.46]	2010
Leys, 2012	13	51	18	43	13.7%	0.61[0.34, 1.09]	2012
Konrad, 2016	9	23	11	21	12.0%	0.75[0.39, 1.43]	2016
Total (95% CI)		**323**		**269**	**100.0%**	**0.51[0.39, 0.68]**	
Total events	85		144				

Heterogeneity : Tau²=0.06; Chi²=11.10, df=7(P=0.13) ; I²=37%

Test for overall effect : Z=4.66(P<0.00001)

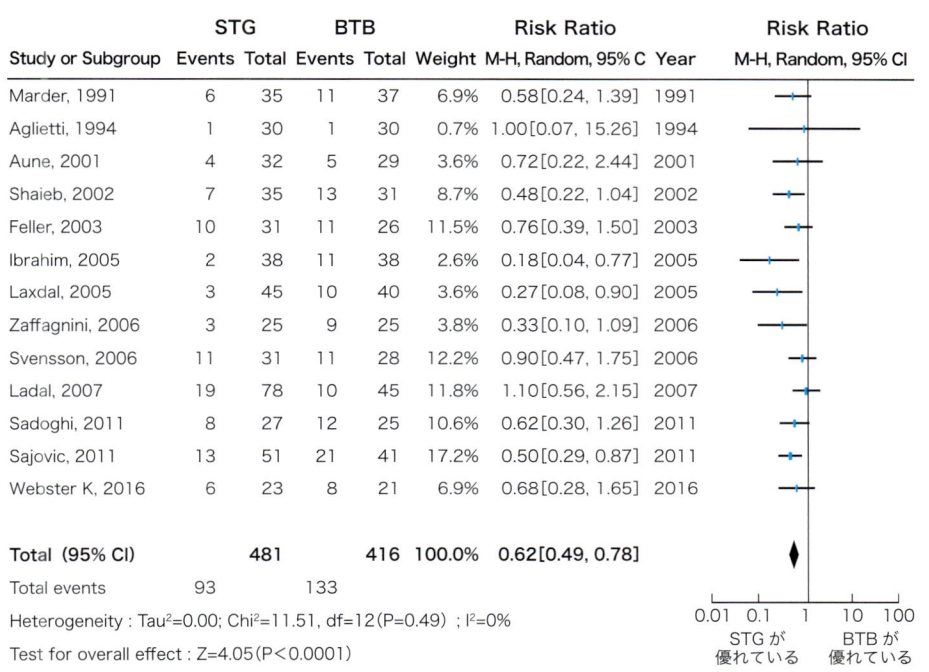

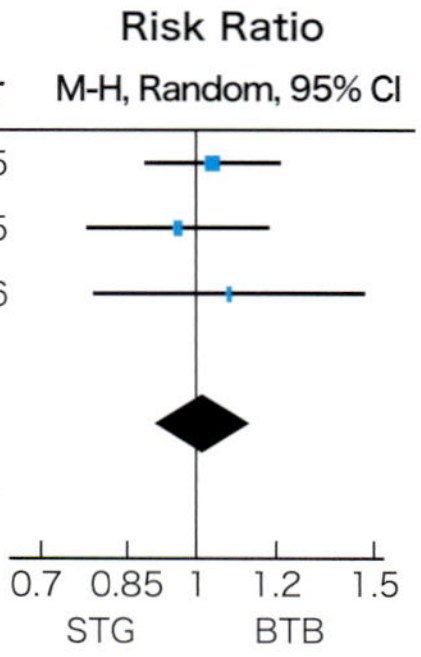

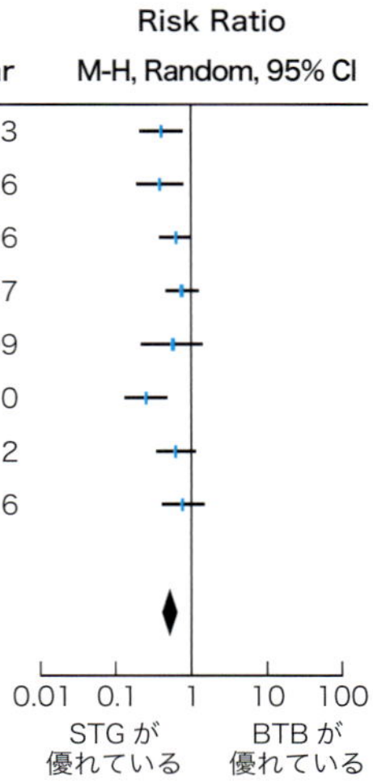

図 5　kneeling pain

第4章　ACL再建術とその成績

Clinical Question 6

ACL再建術の移植腱として大腿四頭筋腱を使用することができるか

推奨			
推奨草案	推奨度	合意率	エビデンスの強さ
●膝蓋腱あるいは膝屈筋腱と比較して明らかな差はなく，移植腱のひとつとして使用することは提案できる．	2	85.7%	C

　大腿四頭筋腱を使用したACL再建術と膝蓋腱を比較した臨床研究のRCT，非ランダム化比較試験，コホート研究の結果では，術後臨床成績については6論文中，5論文で大腿四頭筋腱群と膝蓋腱群に有意差はなく，1論文でのみ膝蓋腱群は大腿四頭筋腱群より有意に良好であった[1]．膝安定性については6論文中，4論文で大腿四頭筋腱群と膝蓋腱群に差はなく，2論文で大腿四頭筋腱群は膝蓋腱群より一部検査で膝安定性が良好であった．患者満足度については3論文中，2論文で大腿四頭筋腱群と膝蓋腱群は同等であったが，1論文で膝蓋腱群は大腿四頭筋腱群に比較して有意に満足度が高かった．筋力については1論文でのみ比較されており，大腿四頭筋腱群と膝蓋腱群の比較にて有意差はなかった．一方，疼痛に関しては大腿四頭筋腱群と膝蓋腱群を比較した5論文でいずれも大腿四頭筋腱群で移植腱採取部痛が少なかった．このように，大腿四頭筋腱は膝蓋腱と比較して膝安定性，機能的成績，全体的患者満足度で同等に良好であり，移植採取部位障害は大腿四頭筋腱で少なかった．大腿四頭筋腱と膝屈筋腱を直接比較した有用な報告は渉猟されなかった．一方，大腿四頭筋腱の症例数は膝蓋腱や膝屈筋腱に比較して少ない．推奨決定会議においては，生体力学研究における裏づけの弱さより大腿四頭筋腱を使用しないことを提案するという意見もあったが，現時点ではACL再建術において大腿四頭筋腱を移植腱のひとつとして使用することは提案できることを6名（85.7%）の賛成にて決定した．

文献
　1）　Frank RM, et al: Arthroscopy 2015; **31**: 329.

Clinical Question 7

自家腱より同種腱を用いた ACL 再建術を勧めるか

推奨			
推奨草案	推奨度	合意率	エビデンスの強さ
●同種腱を用いた再建術を行わないことを提案する.	2	85.7%	B

　同種腱を用いた再建術は自家腱と比較して術後成績に明らかな有意差がないものの，移植腱の再断裂は同種腱で生じる可能性が高く，若い患者や活動性の高い患者においてその頻度が高い.

　同種腱を用いた ACL 再建術の術後成績について，自家腱による ACL 再建術と比較した研究(1980～2014 年)のメタアナリシス 5 論文[1～5]と 2015 年以降の RCT 3 論文[6～8]を合わせたメタアナリシスおよび症例対照研究(case-control study) 4 論文[9～12]から各項目について解説する.

　メタアナリシスでは，同種腱を用いた ACL 再建術は自家腱と比較して臨床成績である IKDC 評価における normal & nearly normal の患者割合と Lysholm score や，術後安定性を評価する診察所見 Lachman test，pivot shift test，および検査 KT 値，さらに術後合併症の発生率では両者に有意差はなかった(図 1～6). しかし，治療を必要とする合併症に関する症例対照研究では，同種腱を使用した再建術は自家腱を使用した再建術よりも約 2 倍合併症が生じた[11].

　また，IKDC score や Tegner activity score では自家腱による ACL 再建術の術後成績が優れていた(図 7，図 8). なお，ACL 再再建術の移植腱に関する症例対照研究では，自家腱移植による再再建術のほうが同種腱よりもスポーツ復帰までの期間が有意に短かった[9].

　一方，移植腱の再断裂は同種腱で生じる可能性が高く，若い患者や活動性の高い患者においてその傾向がある (図 9). 再断裂率を調査した症例対照研究では，活動性の高い思春期 (19 歳未満)，25 歳以下では自家腱による ACL 再建術のほうが IKDC や Tegner activity score が有意に高い一方，同種腱では再断裂率が有意に高かった[10,12].

　なお本邦では，同種腱による ACL 再建術は平成 28 年診療報酬改定 K059-3 に該当し，日本組織移植学会が認定した組織バンクにおいて適切に採取，加工および保存された非生体の同種骨および靱帯組織を使用した場合に限り算定できるとされている.

　本 Clinical Question に対する推奨決定会議ではガイドライン策定委員 7 名のうち 6 名(85.7%)が行わないことを提案する，1 名(14.3%)が行わないことを強く推奨するとした. なお，症例によって自家腱が使用できない場合や再再建術などには同種腱の使用も選択肢となりうると考えられる.

文献

1) Hu J, et al: Int Orthop 2013; **37**: 311.
2) Kraeutler MJ, et al: Am J Sports Med 2013; **41**: 2439.
3) Mariscalco MW, et al: Am J Sports Med 2014; **42**: 492.
4) Wei J, et al: Knee 2015; **22**: 372.
5) Wasserstein D, et al: Sports Health 2015; **7**: 207.
6) Bottoni CR, et al: Am J Sports Med 2015; **43**: 2501.
7) Li J, et al: Arthroscopy 2015; **31**: 1296.
8) Jia YH, et al: Chin Med J (Engl) 2015; **128**: 3163.
9) Legnani C, et al: Arch Orthop Trauma Surg 2016; **136**: 527.
10) Engelman GH, et al: Am J Sports Med 2014; **42**: 2311.
11) Crawford DC, et al: Knee 2013; **20**: 520.
12) Lenehan EA, et al: Am J Orthop (Belle Mead NJ) 2015; **44**: 217.

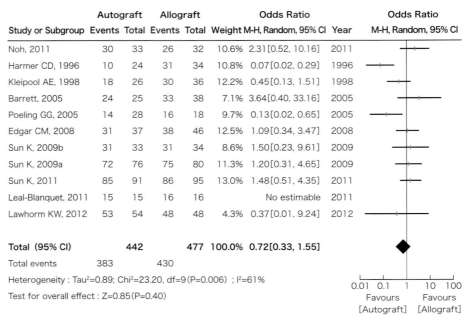

図1 IKDC objective score (normal and nearly normal) after ACL-R for autografts vs. allografts

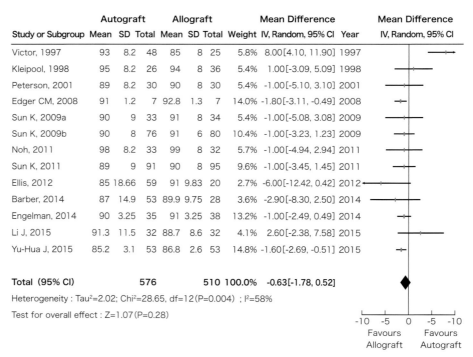

図2 Lysholm score after ACL-R for autografts vs. allografts

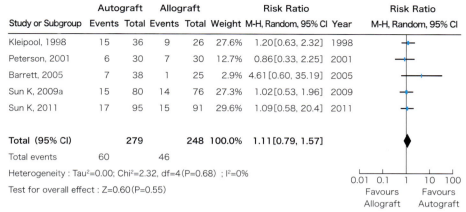

図3 Lachman test grade greater than 0 after ACL-R for autografts vs. allografts

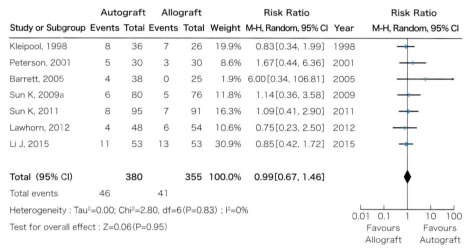

図4 pivot shift test greater than 0 after ACL-R for autografts vs. allografts

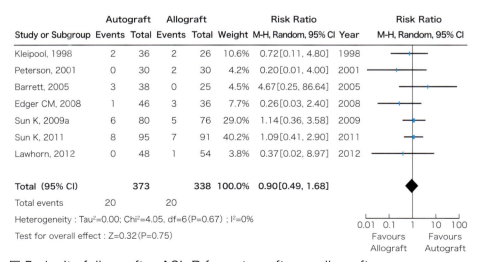

図5 laxity failure after ACL-R for autografts vs. allografts

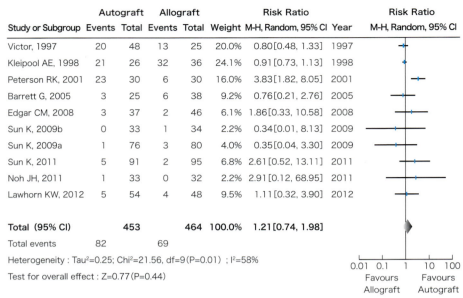

図6 complication risk ratio after ACL-R for autografts vs. allograft

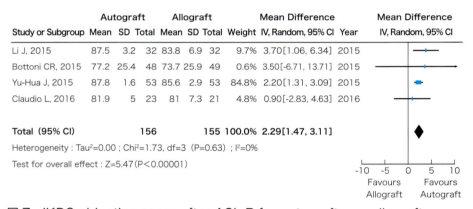

図7 IKDC objective score after ACL-R for autografts vs. allografts

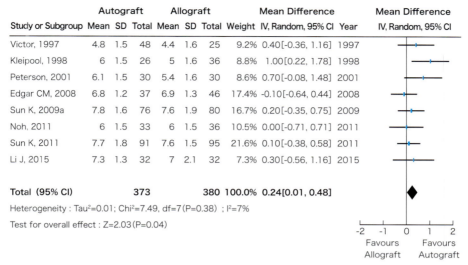

図8 Tegner activity score after ACL-R for autografts vs. allografts

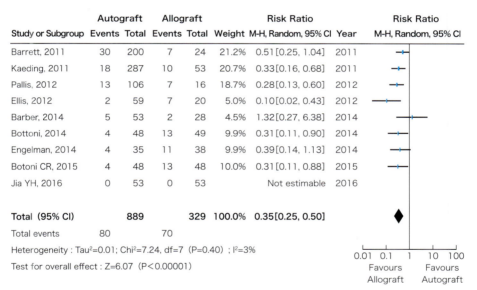

図9 graft failure after ACL-R for autografts vs. allografts

第 4 章　ACL 再建術とその成績

Background Question 9

人工靱帯を用いた ACL 再建術の術後成績は自家腱と比して術後成績に差があるか

回答
●有用な論文が少なく，明確なことはいえない．

　人工靱帯を用いた再建術において，術後 19 年で Lachman test 陽性 74.5％であり，関節症性変化を全例に認めたという報告[1] や，再断裂率が高く，術後 IKDC/Lysholm score が低いため初回手術での使用を推奨しないという報告[2] がある．さらに，人工靱帯は水腫症，滑膜炎などの関節炎所見を呈する症例もあることから，近年では単独で使用される頻度が減少している．人工靱帯と自家腱の比較を行った 2 編の最近の研究では，4 年以上の経過観察において，膝蓋腱と人工靱帯による ACL 再建は術後成績に差を認めなかった[3]．一方，膝屈筋腱と人工靱帯では術後膝安定性において人工靱帯のほうが優れていた[4]．しかしこれらの結果は，①2つの論文で使用した自家腱が膝蓋腱[3] と膝屈筋腱[4] と異なっており，自家腱の種類が原因しているのか，あるいは②2つの論文とも非解剖学的 ACL 再建術であるため，手術に原因があるのか，などについて今後さらなる研究が必要である．

文献
1) Ventura A, et al: Knee 2010; **17**: 108.
2) Tiefenboeck TM, et al: Knee 2015; **22**: 565.
3) Pan X, et al: Eur J Orthop Surg Traumatol 2013; **23**: 819.
4) Liu ZT, et al: Int Orthop 2010; **34**: 45.

Clinical Question 8

二重束再建と一束再建ではどちらが推奨されるか

推奨			
推奨草案	推奨度	合意率	エビデンスの強さ
●二重束再建は pivot shift test 陽性率が低いため，二重束再建を行うことを提案する．	2	71.4%	C

　一束再建と二重束再建の2群間で，自覚的な膝機能評価，前後移動量および固有感覚に差がなかったが，pivot shift test 陽性率は二重束再建が低い傾向であった．

　一束再建と二重束再建の術後成績を比較した研究（2006 ～ 2016 年）のメタアナリシス5論文[1~5]に RCT 15 論文[6~20]とコホート研究3論文[1,21,22]からなるメタアナリシス，および症例対照研究8論文[23~30]から各項目について解説する．

　メタアナリシスでは，臨床成績である Lysholm score，KOOS（4 項目），KOOS pain，KOOS sports，KT 値，再断裂率に有意差はなかった（図1 ～ 8）．

　一方，pivot shift test 陽性率は二重束再建のほうが有意に低かった[2,6~8,10,16,21,22,31~33]（図9）．しかし，術後経過観察期間が4年未満と4年以上でサブグループ解析すると，術後4年までは pivot shift test 陽性率が二重束再建で有意に低かったものの，4年経過すると両群で差がなくなっていた．同様に術後5年までは pivot shift test 陽性率が二重束再建で有意に低かったものの，5年経過すると両群に差がなくなったとの報告[3]もある．長期成績を述べたものでは術式の変遷があるため，今後，より精度の高い長期経過の比較研究が必要である（図9）．

　推奨決定会議ではガイドライン策定委員7名のうち5名（71.4%）が二重束再建術を行うことを提案，1名（14.3%）が行うことを強く推奨，1名（14.3%）が行わないことを提案するとした．行うことを推奨／提案する意見としては pivot shift test の陽性率が低く解剖学的に正常な ACL の各線維束を再建することが可能であること，また行わないことを提案する意見としては，臨床成績に差がないこと，一束再建術はよりコストが低いなどの意見があがった．

文献

1) Achtnich A, et al: Arthroscopy 2013; **29**: 1514.
2) Mascarenhas R, et al: Arthroscopy 2015; **31**: 1185.
3) Chen G, et al: Int J Clin Exp Med 2015; **8**: 14604.
4) Zhu Y, et al: Knee Surg Sports Traumatol Arthrosc 2013; **21**: 1085.
5) Desai N, et al: Knee Surg Sports Traumatol Arthrosc 2014; **22**: 1009.
6) Muneta T, et al: Arthroscopy 2007; **23**: 618.
7) Siebold R, et al: Arthroscopy 2008; **24**: 137.
8) Yagi M, et al: Clin Orthop Relat Res 2007; **454**: 100.
9) Adachi N, et al: J Bone Joint Surg Br 2004; **86-B**: 515.
10) Jarvela T: Knee Surg Sports Traumatol Arthrosc 2007; **15**: 500.
11) Streich NA, et al: Knee Surg Sports Traumatol Arthrosc 2008; **16**: 232.
12) Mayr HO, et al: Arthroscopy 2016; **32**: 34.
13) Ventura A, et al: Arthroscopy 2013; **29**: 1201.
14) Zhang Z, et al: Eur J Orthop Surg Traumatol 2014; **24**: 559.
15) Xu Y, et al: Knee Surg Sports Traumatol Arthrosc 2014; **22**: 308.
16) Sun R, et al: Knee Surg Sports Traumatol Arthrosc 2015; **23**: 1171.

第4章 ACL再建術とその成績

17) Song EK, et al: Am J Sports Med 2013; **41**: 2340.
18) Ahlden M, et al: Am J Sports Med 2013; **41**: 2484.
19) Sasaki S, et al: Am J Sports Med 2016; **44**: 855.
20) Karikis I, et al: Am J Sports Med 2016; **44**: 1225.
21) Kondo E, et al: Am J Sports Med 2008; **36**: 1675.
22) Yasuda K, et al: Arthroscopy 2006; **22**: 240.
23) Muneta T, et al: Arthroscopy 2006; **22**: 252.
24) Asagumo H, et al: Arthroscopy 2007; **23**: 602.
25) Chae IJ, et al: Arch Orthop Trauma Surg 2013; **133**: 819.
26) Lao ML, et al: Arthroscopy 2013; **29**: 1525.
27) Kopf S, et al: Am J Sports Med 2014; **42**: 2172.
28) Nakamae A, et al: Bone Joint J 2014; **96-B**: 1325.
29) Tsarouhas A, et al: Arthroscopy 2015; **31**: 1303.
30) Bjornsson H, et al: Arthroscopy 2015; **31**: 659.
31) Xu M, et al: Arthroscopy 2013; **29**: 357.
32) Li X, et al: Int Orthop 2013; **37**: 213.
33) Li YL, et al: Knee 2014; **21**: 28.

Lysholm score（介入研究）

Study or Subgroup	DB Mean	SD	Total	SB Mean	SD	Total	Weight	Mean Difference IV, Random, 95% CI
Muneta T, 2007	0	0	0	0	0	0		Not estimable
Siebold, R, 2008	90	9	35	93	6	35	12.8%	-3.00[-6.58, 0.58]
Yagi M, 2007	0	0	0	0	0	0		Not estimable
Streich NA, 2008	91.8	7.3	24	91.5	6.3	25	12.6%	0.30[-3.52, 4.12]
Mayr HO, 2016	0	0	0	0	0	0		Not estimable
Zhang Z, 2014	92.2	7.8	45	90.7	8	49	13.1%	1.50[-1.70, 4.70]
Xu Y, 2014	91	11.6	34	82.2	12.9	32	10.9%	8.80[2.87, 14.73]
Sun R, 2015	92.2	4	128	91.2	4.8	142	14.1%	1.00[-0.05, 2.05]
Song EK, 2013	0	0	0	0	0	0		Not estimable
Ahlden M, 2013	0	0	0	0	0	0		Not estimable
Morey VM, 2015	95.4	2.9	20	83.5	3.3	20	13.8%	11.90[9.97, 13.83]
Siebold R, 2016	95.3	4.04	17	94.9	6.44	17	12.8%	0.40[-3.21, 4.01]
Karikis I, 2016	90.1	9.1	46	84.3	21.2	41	10.0%	5.80[-1.20, 12.80]
Total (95% CI)			349			361	100.0%	3.22[-0.82, 7.26]

Heterogeneity : Tau²=29.81; Chi²=115.73, df=7(P<0.00001) ; I²=94%

Test for overall effect : Z=1.56(P=0.12)

図1 Lysholm score after ACL-R for DB vs. SB（controlled clinical trial）

医療スタッフ必携。南江堂の好評書籍

今日の治療薬 2019 解説と便覧

2019年はミントグリーン

- 編集　浦部晶夫・島田和幸・川合眞一

●「便覧」の『RMP』を追加
①薬物療法別分類
②薬物動態欄を充実
●抗悪性腫瘍薬では「催吐性リスク分類」「マーカー」を掲載。「今後の薬物療法の展望」を新たに追加
③解説：「IRMJ」を追加
●付録：インシュレックス裏に、平均体重と『図で見る便秘診療薬の薬理作用』を掲載。その他『バイオシミラー』を巻頭トピックスとして、類薬別『バイオシミラー』『慢性便秘症治療薬』を解説

■B6判・1,472頁　2019.1.　定価（本体4,600円＋税）

本日の内科外来

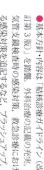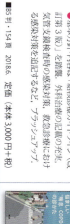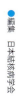

- 編集　村川裕二

●"内科外来を担当する"、そんな状況下で、"何をすべきか（どうしたらよいか）"を、"専門領域以外の内科診療にあたる専門医に送るためのもの"を、詳述できる最小限のサイズで、やさしく解説した手引書。

■A5判・336頁　2018.3.　定価（本体4,600円＋税）

結核診療ガイド

- 編集　日本結核病学会

●基本方針と内容は『結核診療ガイドライン』（改訂第3版）を踏襲。外科治療の記述の充実、気管支鏡検査の感染対策、救急診療における感染対策を追記するなど、ブラッシュアップ。

■B5判・154頁　2018.6.　定価（本体3,000円＋税）

CTパターンから理解する呼吸器疾患　所見x患者情報から導く鑑別と治療

- 総編集　門田淳一

今日の臨床検査 2019-2020 解説と便覧

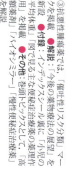

- 監修　櫻林郁之介
- 編集　矢冨裕・廣畑俊成・山田俊幸・石黒厚至

●保険収載されている検査を網羅、主要病態の検査、病型分類などをフォローアップした。新たに『性感染症』『HIV感染症』『大腸癌』を追加。検査対象物質などをまとめた「概説」と、各検査項目の「解説」で構成。

■B6判・736頁　2019.2.　定価（本体4,800円＋税）

総合診療専門医マニュアル

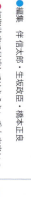

- 編集　伴信太郎・生坂政臣・橋本正良

●初期診療で見逃してはならない重大疾患について、初期症状・症候・特徴、疾患頻度別の「鑑別すべき疾患」リスト、「主要疾患チェックリスト」から正しい診断へつながるクリニカルジェムストーンズ・小児から高齢者まで全身の症候を、主要疾患の診かたから高齢者まで網羅した。

■B6変形判・546頁　2017.5.　定価（本体6,300円＋税）

悩ましい"喘息・COPD・ACO"の診かた　プライマリ・ケアの現場でもう困らない！

- 著　田中裕士

●「止まらない"せき"の診かた」「喘息なのか？ そもそもCOPD？」「たくさんある吸入薬・生物学的製剤…どれをどう使うべき？」など実臨床家の悩みに応えるべく、鑑別の考え方から吸入薬の選択・処方のポイント、他科との連携まで、実践を凝縮。

■A5判・262頁　2018.11.　定価（本体3,500円＋税）

消化器内視鏡の登竜門　内視鏡診断のすべてがわかる虎の巻

- 監修　田尻久雄

今日のOTC薬 解説と便覧（改訂第4版）

- 監修　中島恵美
- 編集　伊東明彦

●解説・便覧・フローチャートの3つのアプローチに加え、新たに「トリアージ」について解説、同一薬効のOTC薬の違い（成分やや使用目的）を手にとり、わかりやすく2頁に掲載。

■A5判・728頁　2018.4.　定価（本体3,800円＋税）

事例で学ぶ在宅医療のコツとピットフォール

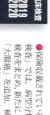

- 編集　矢吹拓・木村琢磨

●在宅医療におけるビットフォール／反省事例他、経験豊富なエキスパートたちから析・現場で役立つコツやハウハウを導き出して提示する。

■A5判・192頁　2018.6.　定価（本体3,200円＋税）

呼吸器内科実践NAVI "近中"の極意

- 監修　杉本親寿・安宅信二・井上義一
- 編集　林清二
- 橋和郎・鈴木克洋・新井徹・井上康

●実臨床に則し、検査・治療手技、肺癌、間質性肺炎・希少難病、閉塞性肺疾患、呼吸器感染症、その他の重要な疾患、呼吸集中治療について実践的に解説。

■B6変形判・404頁　2018.5.　定価（本体4,500円＋税）

看取りケア プラクティスxエビデンス　今日から活かせる72のエッセンス

- 編集　宮下光令・林ゑり子

手術の道を究めるために
五輪書から学ぶ

●著 生田義和

剣の道の奥義を究める指南書である『五輪書』の中に脈々と流れる哲学を、そのまま「外科医の修練の哲学」に解釈し、手術外科を題材に詳説した手術の道を究めるための一冊。

■A5判・174頁 2018.4. 定価（本体 3,500円＋税）

むかしの頭で診ていませんか？
糖尿病診療をスッキリまとめました

●編集 森保道・大西由希子

糖尿病診療の基本事項から治療の実際、問題症例の解説まで、非専門医を対象に、治療のHow toを伝える。

■A5判・248頁 2017.12. 定価（本体 3,800円＋税）

実践！パーキンソン病治療薬をどう使いこなすか？

●著 武田篤・柏原健一・織茂智之

■A5判・168頁 2018.12. 定価（本体 3,200円＋税）

多彩な統計解析機能を組み込んだ統計ソフト「EZR」の開発者自身が解説。初心者でもすぐにできるフリー統計ソフトEZR（Easy R）で

「なぜなんだろう？」を考える
外科基本手技

●著 稲葉毅

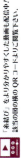

通常の教科書・手術書では語られることのない、外科基本手技の奥屈をあえて追求、「なぜ」をとことん考える本書が詰まった。外科系診療科にかかわるすべての医師・研修医におススメの一冊。

■A5判・204頁 2018.10. 定価（本体 3,200円＋税）

むかしの頭で診ていませんか？
呼吸器診療をスッキリまとめました

●編集 滝澤始

■A5判・230頁 2017.11. 定価（本体 3,800円＋税）

さてどうしよう？に答える
B型肝炎治療30の方針
ガイドラインに基づく最新の治療内容を示した。

●著 田中篤

基本的知識をQ&A形式で解説。CASE ごとに、ガイドラインに基づく最新の治療内容を示した。

■A5判・144頁 2018.6. 定価（本体 3,200円＋税）

慢性便秘症

定義・分類・診断基準、症学、病態生理、「診断」「治療」で構成。「治療」ではCQ形式で臨床上の疑問を解説。

「専門ではないけれども「診る機会がある」あなたへ
むかしの頭で診ていませんか？

むかしの頭で診ていませんか？
循環器診療をスッキリまとめました

●編集 村川裕二

■A5判・248頁 2015.8. 定価（本体 3,800円＋税）

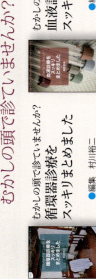

むかしの頭で診ていませんか？
血液診療をスッキリまとめました

●編集 神田善伸

■A5判・210頁 2017.10. 定価（本体 3,800円＋税）

糖尿病×○○○○の考えかた

●編集 寺内康夫・荒木厚

糖尿病治療に影響を与える併発疾患・合併症について、その基本的知識（病態、治療）を解説。併発疾患・合併症にバッチリ対応！

■B5判・186頁 2018.5. 定価（本体 4,200円＋税）

痛みの考えかた

親しみやすく解説と豊富なイラストで「痛み」を楽しくマスター。

これで万全！番度チャートを用いた
2型糖尿病治療

●著 番度行弘

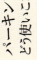

診療の進め方、薬の選び方、専門医へのコンサルトなど一連の流れが一目瞭然にわかる「番度チャート」開発者による初めての書き下し。

■A5判・178頁 2018.5. 定価（本体 3,200円＋税）

患者は何を見て、どのような質問をしてくるか、どのタイミングで行い、その後どう対応するか、チャート図と豊富な会話例でリアルに体感できる。

南江堂 書籍案内

誰でも簡単統計解析 EZRでやさしく学ぶ統計解析
- 著 神田善伸
- B5判・216頁 2014.11. 定価（本体3,800円+税）

高齢者医療ハンドブック ～高齢者医療におけるダイバーシティへの対応～
臨床雑誌『内科』2018年4月増大号（Vol.121 No.4）
- B5判・450頁 定価（本体8,000円+税）

高齢者医療には、疾患の重症度のみならず、機能障害や生活環境、提供される医療現場を包括的に評価したうえでの治療方針が必要である。各疾患の診療に関する項目のみならず、介護やリハビリテーション、緩和ケアなどのテーマも加えた、「高齢者医療の全体像がわかる」特集を目指した。

ご購入、ご注文はお近くの書店まで

診療ガイドライン2017
慢性便秘症診療ガイドライン2017
- 編集 日本消化器病学会関連研究会 慢性便秘の診断・治療研究会
- B5判・112頁 2017.10. 定価（本体2,800円+税）

あなたのプレゼン誰も聞いてませんよ！ シンプルに伝える魔法のテクニック
- 著 渡部欣忍
- A5判・226頁 2014.4. 定価（本体3,000円+税）

実践的な研究発表のプレゼンテクニックをビジュアルに解説。

がん疼痛マネジメント
雑誌『がん看護』2018年1・2月増刊号（Vol.23 No.2）
- 編集 余宮きのみ・荒尾晴惠
- A4変判・196頁 定価（本体3,300円+税）

「がん疼痛での疼痛治療」の項目を切り口に、一般の看護師さん患者さんに対して、どのようなことに留意して看護するのがよいのかについてそのエッセンスをまとめた。新装やも目指な（欲張りな）内容となった。
（「序文」より抜粋）

誰も教えてくれなかった論文・抄読会の準備の仕方
- 著 丸山一男
- A5判・366頁 2014.4. 定価（本体3,200円+税）

『あなプレ』、待望の第2弾！

続・あなたのプレゼン誰も聞いてませんよ！ とことんシンプルに作り込むスライドテクニック
- 著 渡部欣忍
- A5判・184頁 2017.10. 定価（本体2,800円+税）

スライド作成技術の原則から具体的な修正方法までのすべてを解説！多くの実例が講演の紙上再現という形式で紹介されている。

イラストで学ぶ解剖学的変異 ～外科手術アトラス～
臨床雑誌『外科』2018年4月増刊号（Vol.80 No.5）
- 編集 國土典宏
- B5判・180頁 定価（本体6,500円+税）

消化器外科領域、乳腺領域で手術の際に注意すべき解剖学的変異をとりあげた。比較的頻度の高い変異、頻度は低いが知らないと重大な合併症につながるものを優先的にとりあげた。実際の術式に即して、変異があった場合の注意点も解説。
（「編集にあたって」より抜粋）

緩和ケア
- 著 余宮きのみ
- A5判・246頁 2017.2 定価（本体3,000円+税）

新・英語抄録・口頭発表・論文作成虎の巻 忙しい若手ドクターのために
- 著 上松正朗
- A5判・186頁 2017.3. 定価（本体2,500円+税）

もっとうまくいく！ 病診連携の［伝え方］ ～わかりやすく伝えるための診療情報提供書作成のコツ～
臨床雑誌『内科』2018年9月増大号（Vol.122 No.3）
- B5判・350頁 定価（本体4,700円+税）

患者さんを専門医へコンサルトするとき、あるいは専門施設からの逆紹介を受けたとき、必要十分な情報を的確に伝えること、読み解くには、日頃の診療業務を超えた伝えるための情報伝達の基本ツールである「診療情報提供書」にスポットを当てて、その作成のコツを解説した。

〒113-8410 東京都文京区本郷三丁目42-6
（営業）TEL 03-3811-7239 FAX 03-3811-7230

www.nankodo.co.jp

南江堂 NANKODO

定価は消費税抜きの価格です。消費税率の変更によって変動いたします。
消費税は別途加算されます。

ハイリスク薬とサプリメントの相互作用ハンドブック

●編著 梅田悦生・堀美智子

日頃から正しい知識をもっておきたい指導箋、患者・家族のケアまでを言及した、服薬指導の実際についてもわかりやすく解説。専門的かつ正しい知識をもっておきたい指導箋、を使用する医療者に必携の指南書。患者・家族のケアを重視するだけでなく医療者自身のケアにも言及した。

■A5判・230頁　2018.9.　定価（本体3,000円＋税）

同種・同効薬の違いがわかる！実践的に解説した好評シリーズ。 *B5判

●編集　黒山政一・大谷道輝

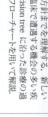

病態把握、治療方針を含め理解する、新しい切り口の一冊。臨床で遭遇する機会の多い疾患について、decision treeに沿った診療の過程を、フラスとスローチャーを用いて解説。

■B5判・496頁　2018.12.　定価（本体12,000円＋税）

続々 違いがわかる！

同種・同効薬

● 好評書第3弾、「経口抗炎症ウイルス薬」、「抗てんかん薬」、治療薬「SGLT2阻害薬」など、日常業務ですぐに役立つ12薬効群を収載。

■164頁　2016.9.　定価（本体2,500円＋税）

違いがわかる！

同種・同効薬 [改訂第2版]

● 好評書第2弾、「経口抗インフル情報・ガイドラインや新薬のUPDATE情報、自己注射製剤や配合剤情報も充実。

■254頁　2018.10.　定価（本体2,800円＋税）

違いがわかる！

同種・同効薬 [改訂第2版]

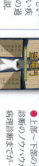

● 上部から下部の全消化管に知識を、内視鏡な相談診断のノウハウから、その後の治療の進め方、病理診断までが一冊でわかる。

■B5判・210頁　2018.11.　定価（本体5,800円＋税）

●好評書第1弾、要望の多かった「オピオイド鎮痛薬」の章を新設。

■266頁　2015.3.　定価（本体2,800円＋税）

ゴールデンハンドブック

"ここが知りたかった"さまざまな疑問に応える、携帯に便利な日常診療に応える。

● 研修医・若手医師を対象に診療の具体的なポイントをコンパクトにまとめた。

感染症診療ゴールデンハンドブック

● 監修　藤田次郎　● 著者会場統括　椎木創一・仲村正司

今版では、よく遭遇する微生物の塗抹所見をカラーで掲載。

■376頁　2018.6.　定価（本体4,000円＋税）

神経内科ゴールデンハンドブック [改訂第2版増補]

定価（本体4,000円＋税）2018.5.・266頁

循環器内科ゴールデンハンドブック [改訂第4版]

定価（本体4,800円＋税）2018.4.

リウマチ・膠原病診療ゴールデンハンドブック

定価（本体4,000円＋税）2017.

小児・新生児診療ゴールデンハンドブック [改訂第2版]

定価（本体4,500円＋税）2016.5.

糖尿病治療・療養指導ゴールデンハンドブック [改訂第2版]

定価（本体3,000円＋税）2013.2.

内分泌・代謝診療ゴールデンハンドブック

定価（本体3,800円＋税）2015.12.

緩和ケアゴールデンハンドブック

定価（本体3,500円＋税）2015.6.

血液内科ゴールデンハンドブック [改訂第2版]

定価（本体4,600円＋税）2016.10.

甲状腺・副甲状腺診療ゴールデンハンドブック

定価（本体3,200円＋税）2012.11.

アレルギー診療ゴールデンハンドブック

定価（本体3,200円＋税）2013.6.

透析療法ゴールデンハンドブック

定価（本体3,800円＋税）2007.11.

腎臓病診療ゴールデンハンドブック

定価（本体4,200円＋税）2009.4.

"ここが知りたかった"薬局で気づく疾患シグナル

● ここが知りたかった在宅ケアのお薬事情

認定薬剤師が答える111の疑問薬剤師・バーキンソン病スーパー処方

■282頁　2013.9.　定価（本体2,800円＋税）

● ここが知りたかった漢方の処方を解説

専門医が答える

■164頁　2014.12.　定価（本体2,800円＋税）

● ここが知りたかった向精神薬の服薬指導

■238頁　2012.10.　定価（本体3,200円＋税）

● ここが知りたかったOTC医薬品の選び方と勧め方

■318頁　2013.9.　定価（本体3,200円＋税）

● ここが知りたかった緩和ケア【増補版】

■302頁　2016.　定価（本体2,900円＋税）

● ここが知りたかった腎機能チェック 薬剤師が処方せんと検査値から腎機能を評価するコツ

■182頁　2015.　定価（本体2,800円＋税）

最新の治療シリーズ

年々進歩する専門領域の最新情報と治療方針を整理する。

New *2019年7点が刊行予定です。

- 感染症 最新の治療2019-2021
- 糖尿病 最新の治療2019-2021
- 呼吸器疾患 最新の治療2019-2021
- 眼科疾患 最新の治療2019-2020
- 産科婦人科疾患 最新の治療2019-2021
- 皮膚疾患 最新の治療2019-2020
- 消化器疾患 最新の治療2019-2020
- 循環器疾患 最新の治療2018-2019
- 神経疾患 最新の治療2018-2020
- 腎疾患・透析 最新の治療2017-2019
- 血液疾患 最新の治療2017-2019

■各B5判　定価（本体8,000円＋税）～定価（本体10,000円＋税）

*刊行時期は3ヵ月～1ヵ月ずつずれて刊行しております。

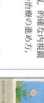

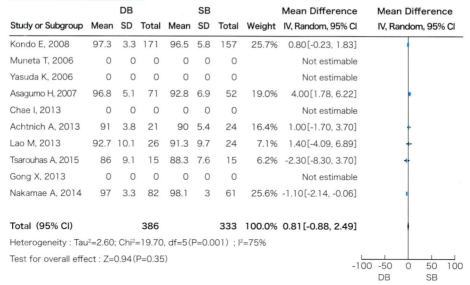

図2 Lysholm score after ACL-R for DB vs. SB (observational study)

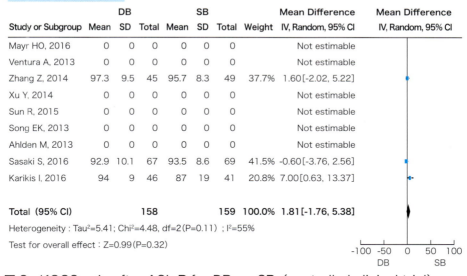

図3 KOOS pain after ACL-R for DB vs. SB (controlled clinical trial)

KOOS sports（介入研究）

Study or Subgroup	DB Mean	DB SD	DB Total	SB Mean	SB SD	SB Total	Weight	Mean Difference IV, Random, 95% CI
Zhang Z, 2014	88.5	2.2	45	90.6	5.3	49	58.2%	-2.10[-3.72, -0.48]
Sasaki S, 2016	91.5	10.7	67	91.2	12.3	69	34.6%	0.30[-3.57, 4.17]
Karikis I, 2016	83	19	46	75	33	41	7.2%	8.00[-3.50, 19.50]
Total（95% CI)			**158**			**159**	**100%**	**-0.55[-3.80, 2.71]**

Heterogeneity : Tau^2=4.05; Chi^2=3.97, df=2（P=0.14）；I^2=50%

Test for overall effect : Z=0.33（P=0.74）

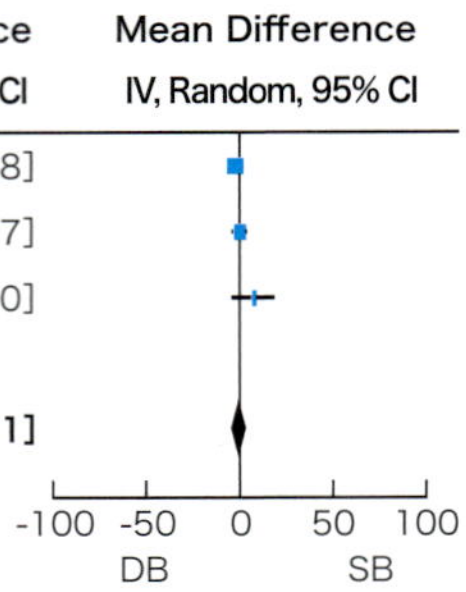

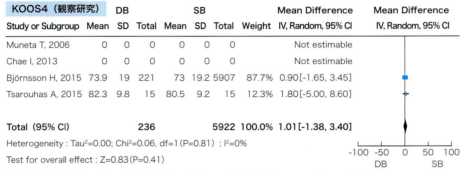

図 4　KOOS sports after ACL-R for DB vs. SB（controlled clinical trial）

KOOS4（観察研究）

Study or Subgroup	DB Mean	DB SD	DB Total	SB Mean	SB SD	SB Total	Weight	Mean Difference IV, Random, 95% CI
Muneta T, 2006	0	0	0	0	0	0		Not estimable
Chae I, 2013	0	0	0	0	0	0		Not estimable
Björnsson H, 2015	73.9	19	221	73	19.2	5907	87.7%	0.90[-1.65, 3.45]
Tsarouhas A, 2015	82.3	9.8	15	80.5	9.2	15	12.3%	1.80[-5.00, 8.60]
Total（95% CI)			**236**			**5922**	**100.0%**	**1.01[-1.38, 3.40]**

Heterogeneity : Tau^2=0.00; Chi^2=0.06, df=1(P=0.81)；I^2=0%

Test for overall effect : Z=0.83(P=0.41)

図 5　KOOS4 after ACL-R for SB vs. DB（observational study）

KT 値（介入研究）

Study or Subgroup	DB Mean	DB SD	DB Total	SB Mean	SB SD	SB Total	Weight	Mean Difference IV, Random, 95% CI
Muneta T, 2007	1.4	1.4	34	2.4	1.4	34	8.6%	-1.00[-1.67, -0.33]
Siebold, R, 2008	1	1	35	1.6	1.3	35	10.1%	-0.60[-1.14, -0.06]
Yagi M, 2007	1.3	1.2	20	1.7	1.7	20	6.2%	-0.40[-1.31, 0.51]
Adachi N, 2004	1.3	2.5	55	1.2	2.5	53	5.9%	0.10[-0.84, 1.04]
Keller TC, 2014	0	0	0	0	0	0		Not estimable
Streich NA, 2008	0	0	0	0	0	0		Not estimable
Mayr HO, 2016	0.7	1.5	28	1.3	1.6	34	7.4%	-0.60[-1.37, 0.17]
Ventura A, 2013	2	0.5	40	1.6	0.6	40	14.1%	0.40[0.16, 0.64]
Zhang Z, 2014	0	0	0	0	0	0		Not estimable
Xu Y, 2014	1	0.9	34	0.7	0.8	32	11.9%	0.30[-0.11, 0.71]
Sun R, 2015	0	0	0	0	0	0		Not estimable
Song EK, 2013	3.4	1.8	52	3.2	1.8	60	8.6%	0.20[-0.47, 0.87]
Ahlden M, 2013	0	0	0	0	0	0		Not estimable
Czamara A, 2015	0	0	0	0	0	0		Not estimable
Siebold R, 2016	0.6	0.6	16	0.9	0.89	17	10.5%	-0.30[-0.82, 0.22]
Sasaki S, 2016	0.5	1	67	0.3	1	69	13.0%	0.20[-0.14, 0.54]
Karikis I, 2016	2.6	3	45	2.8	3.1	36	3.6%	-0.20[-1.54, 1.14]
Total（95% CI)			**426**			**430**	**100.0%**	**-0.11[-0.40, 0.18]**

Heterogeneity : Tau^2=0.14; Chi^2=30.86, df=10(P=0.0006)；I^2=68%

Test for overall effect : Z=0.76(P=0.44)

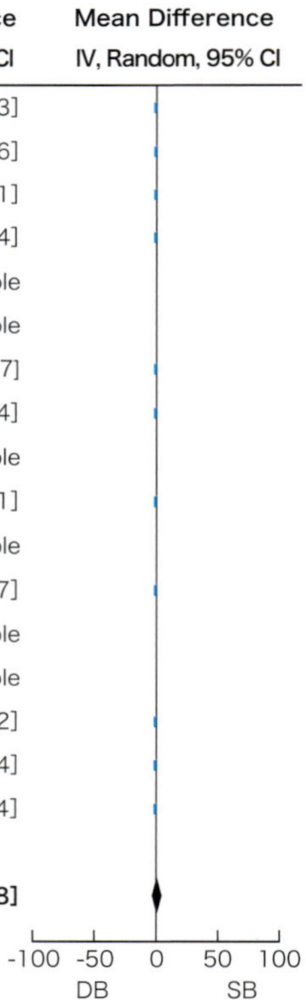

図 6　KT values after ACL-R for DB vs. SB（controlled clinical trial）

KT 値（観察研究）

Study or Subgroup	DB Mean	DB SD	DB Total	SB Mean	SB SD	SB Total	Weight	Mean Difference IV, Random, 95% CI
Kondo E, 2008	1.2	1.9	171	2.5	2.5	157	17.1%	-1.30[-1.78, -0.82]
Muneta T, 2006	1.9	1.9	79	2.7	2.3	56	13.0%	-0.80[-1.53, -0.07]
Yasuda K, 2006	0	0	0	0	0	0		Not estimable
Asagumo H, 2007	1.7	2	71	1.9	2.2	52	12.7%	-0.20[-0.96, 0.56]
Achtnich A, 2013	1	0.7	21	1	0.7	24	18.3%	0.00[-0.41, 0.41]
Lao M, 2013	1.1	1.1	24	1.6	1.4	24	13.4%	-0.50[-1.21, 0.21]
Tsarouhas A, 2015	1.2	1.4	15	1.4	1.1	15	10.8%	-0.20[-1.10, 0.70]
Gong X, 2013	0	0	0	0	0	0		Not estimable
Kopf S, 20014	0	0	0	0	0	0		Not estimable
Nakamae A, 2014	0.9	1.7	82	1.3	2	61	14.8%	-0.40[-1.02, 0.22]
Total (95% CI)			**463**			**389**	**100.0%**	**-0.50[-0.91, -0.09]**

Heterogeneity : Tau²=0.20; Chi²=17.98, df=6 (P=0.006) ; I²=67%

Test for overall effect : Z=2.38 (P=0.02)

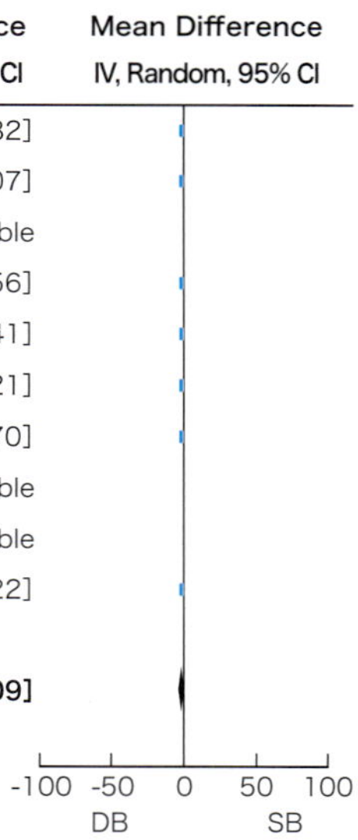

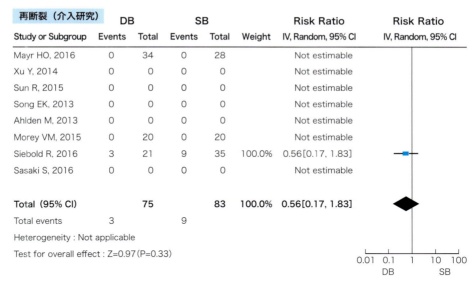

図 7　KT values after ACL-R for DB vs. SB（observational study）

再断裂（介入研究）

Study or Subgroup	DB Events	DB Total	SB Events	SB Total	Weight	Risk Ratio IV, Random, 95% CI
Mayr HO, 2016	0	34	0	28		Not estimable
Xu Y, 2014	0	0	0	0		Not estimable
Sun R, 2015	0	0	0	0		Not estimable
Song EK, 2013	0	0	0	0		Not estimable
Ahlden M, 2013	0	0	0	0		Not estimable
Morey VM, 2015	0	20	0	20		Not estimable
Siebold R, 2016	3	21	9	35	100.0%	0.56[0.17, 1.83]
Sasaki S, 2016	0	0	0	0		Not estimable
Total (95% CI)		**75**		**83**	**100.0%**	**0.56[0.17, 1.83]**
Total events	3		9			

Heterogeneity : Not applicable

Test for overall effect : Z=0.97 (P=0.33)

図 8　re-rupture rate after ACL-R for DB vs. SB（controlled clinical trial）

Study or Subgroup	DB Events	DB Total	SB Events	SB Total	Weight	Risk Ratio IV, Random, 95% CI
Kondo E, 2008	32	171	77	157	15.2%	0.38[0.27, 0.54]
Yasuda K, 2006	3	24	12	24	5.1%	0.25[0.08, 0.78]
Asagumo H, 2007	9	71	10	52	7.7%	0.66[0.29, 1.51]
Muneta T, 2007	5	34	14	34	6.9%	0.36[0.14, 0.88]
Siebold, R, 2008	1	35	10	35	2.0%	0.10[0.01, 0.74]
Yagi M, 2007	3	20	9	40	4.7%	0.67[0.20, 2.19]
Keller TC, 2014	1	30	9	25	2.0%	0.09[0.01, 0.68]
Streich NA, 2008	1	24	6	25	1.9%	0.17[0.02, 1.34]
Ventura A, 2013	4	40	16	40	6.0%	0.25[0.09, 0.68]
Xu Y, 2014	2	34	2	32	2.2%	0.94[0.14, 6.29]
Sun R, 2015	29	154	42	142	14.0%	0.64[0.42, 0.96]
Song EK, 2013	12	52	16	60	10.0%	0.87[0.45, 1.66]
Tsarouhas A, 2015	0	15	0	15		Not estimable
Morey VM, 2015	1	20	7	20	2.0%	0.14[0.02, 1.06]
Czamara A, 2015	1	15	2	15	1.6%	0.50[0.05, 4.94]
Sasaki S, 2016	6	67	4	69	4.5%	1.54[0.46, 5.23]
Karikis I, 2016	7	45	4	36	5.0%	1.40[0.44, 4.41]
Nakamae A, 2014	12	82	13	61	9.2%	0.69[0.34, 1.40]
Total (95% CI)		**933**		**882**	**100.0%**	**0.51[0.38, 0.68]**
Total events	129		253			

Heterogeneity : Tau^2=0.12; Chi^2=26.08, df=16(P=0.05) ; I^2=39%

Test for overall effect : Z=4.45(P<0.00001)

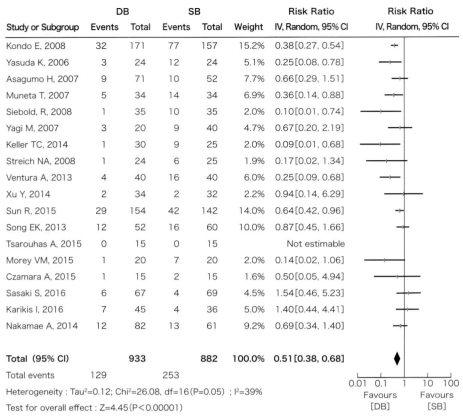

図 9-1　pivot shift rate after ACL-R for DB vs. SB（overall）

Study or Subgroup	DB Events	DB Total	SB Events	SB Total	Weight	Risk Ratio IV, Random, 95% CI
Kondo E, 2008	32	171	77	157	17.6%	0.38[0.27, 0.54]
Yasuda K, 2006	3	24	12	24	5.2%	0.25[0.08, 0.78]
Asagumo H, 2007	9	71	10	52	8.2%	0.66[0.29, 1.51]
Muneta T, 2007	5	34	14	34	7.2%	0.36[0.14, 0.88]
Siebold, R, 2008	1	35	10	35	2.0%	0.10[0.01, 0.74]
Yagi M, 2007	3	20	9	40	4.8%	0.67[0.20, 2.19]
Keller TC, 2014	1	30	9	25	2.0%	0.09[0.01, 0.68]
Streich NA, 2008	1	24	6	25	1.9%	0.17[0.02, 1.34]
Ventura A, 2013	4	40	16	40	6.2%	0.25[0.09, 068]
Xu Y, 2014	2	34	2	32	2.1%	0.94[0.14, 6.29]
Sun R, 2015	29	154	42	142	16.0%	0.64[0.42, 0.96]
Song EK, 2013	12	52	16	60	10.9%	0.87[0.45, 1.66]
Tsarouhas A, 2015	0	15	0	15		Not estimable
Czamara A, 2015	1	15	2	15	1.5%	0.50[0.05, 4.94]
Sasaki S, 2016	6	67	4	69	4.6%	1.54[0.46, 5.23]
Nakamae A, 2014	12	82	13	61	9.8%	0.69[0.34, 1.40]
Total (95% CI)		**868**		**826**	**100.0%**	**0.50[0.37, 0.67]**
Total events	121		242			

Heterogeneity : Tau^2=0.09; Chi^2=21.51, df=14(P=0.09) ; I^2=35%

Test for overall effect : Z=4.68(P<0.00001)

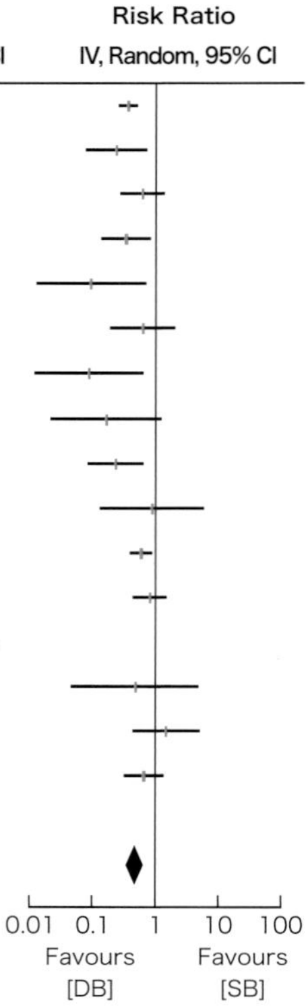

図 9-2　pivot shift rate after ACL-R for DB vs. SB（follow-up < 4 years）

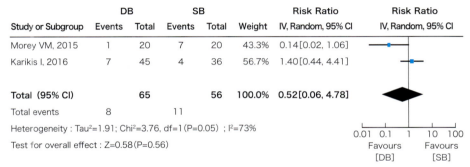

図 9-3　pivot shift rate after ACL-R for DB vs. SB（follow-up ≧ 4 years）

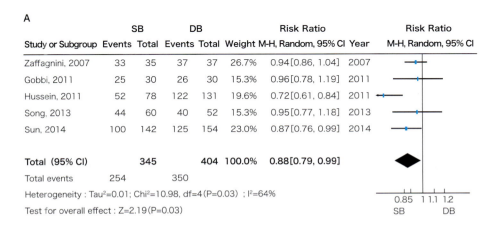

図 9-4　pivot shift rate after ACL-R for DB vs. SB（period of follow-up）
A：Difference in the pivot shift test at mid-term follow-up（< 5 years）
B：Difference in the pivot shift test at long-term follow-up（≧ 5 years）
（図 9：文献 3 より改変）

第4章　ACL再建術とその成績

Clinical Question 9

ACL再建術における大腿骨孔作製は independent drilling 法がよいか

推奨			
推奨草案	推奨度	合意率	エビデンスの強さ
● independent drilling 法を行うことを提案する.	2	71.4%	C

independent drilling 法（transportal 法，outside-in 法）のほうが，transtibial 法より解剖学的ACL付着位置により近接した骨孔を作製しやすいものの，術後の膝安定性や術後臨床成績に明確な差はない.

大腿骨孔作製法の違いによる術後成績の違いについて，システマティックレビュー3論文[1~3]，介入研究7論文[4~10]，観察研究8論文[11~18]から各項目について解説する.

independent drilling 法のひとつである transportal 法のほうが transtibial 法より術後の臨床成績，スポーツ復帰，前方安定性に優れており，pivot shift test 陽性例が少ないとする報告がある一方で，両者に有意差はないとする報告が散見され，結論は出ていない[1, 5, 6, 12, 14, 15, 17, 18]. また transtibial 法と independent drilling 法のひとつである outside-in 法を比較した報告においても各項目に有意差はない[9]（図1~7）.

大腿骨孔位置は transportal 法のほうが transtibial 法より解剖学的ACL付着位置により近接して作製されるとする報告が多いものの[5, 6, 10, 11, 13, 16, 18]，transtibial 法でも作製時の工夫（肢位や顆間窩形成術の追加など）により同等であるとする報告がある[6, 16].

transtibial 法は transportal 法に比べ，再手術率が高いとする報告や[17]，両者に有意差はないとする報告[12]，transtibial 法のほうが再手術率が低いとする報告があり[19]，結論は出ていない.

なお，脛骨骨孔作製に起因した脛骨内側顆骨折の発生が知られており，その多くは膝蓋腱による再建術であるものの，ハムストリング腱による再建術での発生も報告されており注意が必要である[20, 21].

本 Clinical Question に対する推奨決定会議ではガイドライン策定委員7名のうち5名（71.4%）が行うことを提案，2名（28.6%）が強く推奨するとした. transtibial 法では，脛骨骨孔作製に起因した脛骨内側顆骨折の発生の懸念を指摘する意見があがった. 一方で臨床成績には差がないという指摘や，transtibial 法でも解剖学的付着部骨孔を作製可能な方法もあるという意見があがった.

文献
1) Chalmers PN, et al: Arthroscopy 2013; **29**: 1235.
2) Chen Y, et al: Arthroscopy 2015; **31**: 1784.
3) Lee DH, et al: Arthroscopy 2016; **32**: 142.
4) Erdem M, et al: Arch Orthop Trauma Surg 2015; **135**: 539.
5) Noh JH, et al: Arthroscopy 2013; **29**: 882.
6) Youm YS, et al: Am J Sports Med 2014; **42**: 2941.
7) Keller TC, et al: Arthroscopy 2014; **30**: 1116.
8) Suzuki T, et al: Arthroscopy 2014; **30**: 1294.
9) Seo SS, et al: Knee Surg Relat Res 2013; **25**: 133.
10) Osti M, et al: Am J Sports Med 2015; **43**: 2250.
11) Yau WP, et al: Arthroscopy 2013; **29**: 1047.
12) Franceschi F, et al: Arthroscopy 2013; **29**: 1330.
13) Lee SR, et al: Clin Orthop Surg 2013; **5**: 188.

14) Koutras G, et al: Knee Surg Sports Traumatol Arthrosc 2013; **21**: 1904.
15) Rezazadeh S, et al: Musculoskelet Surg 2016; **100**: 37.
16) Dugas JR, et al: Orthop J Sports Med 2014; **2**: 2325967114525572.
17) Duffee A, et al: J Bone Joint Surg Am 2013; **95**: 2035.
18) Lee JK, et al: J Bone Joint Surg Am 2014; **96**: 664.
19) Rahr-Wagner L, et al: Arthroscopy 2013; **29**: 98.
20) Sundaram RO, et al: Knee 2006; **13**: 238.
21) Gobbi A, et al: Arthroscopy 2011; **27**: 735.

	Transtibial		Transportal			Odds Ratio	
Study or Subgroup	Events	Total	Events	Total	Weight	IV, Random, 95% CI	Year
Noh JH, 2013	10	30	6	31	84.0%	2.08[0.65, 6.72]	2013
Youm YS, 2014	0	20	1	20	16.0%	0.32[0.01, 8.26]	2014
Total (95% CI)		**50**		**51**	**100.0%**	**1.54[0.40, 5.96]**	
Total events	10		7				

Heterogeneity : $Tau^2=0.21$; $Chi^2=1.13$, df=1 (P=0.29) ; $I^2=12\%$

Test for overall effect : Z=0.63 (P=0.53)

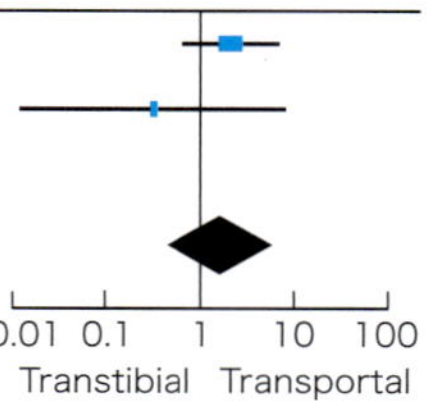

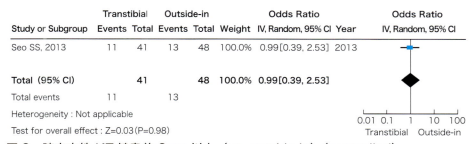

図 1　膝安定性 KT 健患差 3 or 5mm 以上（RCT）

	Transtibial		Outside-in			Odds Ratio	
Study or Subgroup	Events	Total	Events	Total	Weight	IV, Random, 95% CI	Year
Seo SS, 2013	11	41	13	48	100.0%	0.99[0.39, 2.53]	2013
Total (95% CI)		**41**		**48**	**100.0%**	**0.99[0.39, 2.53]**	
Total events	11		13				

Heterogeneity : Not applicable

Test for overall effect : Z=0.03 (P=0.98)

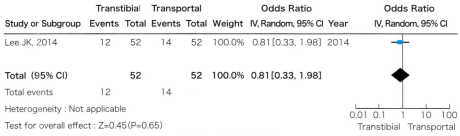

図 2　膝安定性 KT 健患差 3mm 以上（vs. outside-in）（controlled）

	Transtibial		Transportal			Odds Ratio	
Study or Subgroup	Events	Total	Events	Total	Weight	IV, Random, 95% CI	Year
Lee JK, 2014	12	52	14	52	100.0%	0.81[0.33, 1.98]	2014
Total (95% CI)		**52**		**52**	**100.0%**	**0.81[0.33, 1.98]**	
Total events	12		14				

Heterogeneity : Not applicable

Test for overall effect : Z=0.45 (P=0.65)

図 3　膝安定性 Lachman テスト陽性（観察研究）

第4章　ACL再建術とその成績

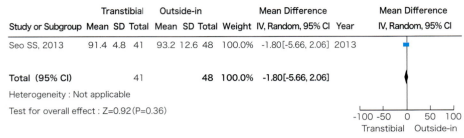

図4　術後臨床成績 Lysholm score（vs. outside-in）（controlled）

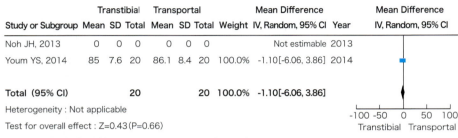

図5　術後臨床成績 Lysholm score（RCT）

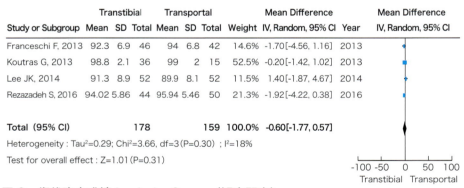

図6　術後臨床成績 Lysholm Score（観察研究）

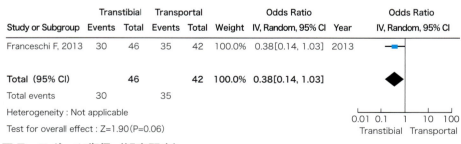

図7　スポーツ復帰（観察研究）

Clinical Question 10

遺残 ACL は温存すべきか

推奨			
推奨草案	推奨度	合意率	エビデンスの強さ
●前方制動性および pivot shift test に対する制動性を向上させる可能性があることから，適応症例や選択術式を考慮し，遺残 ACL を温存することを提案する．	2	85.7%	C

　遺残 ACL 温存手術と遺残 ACL 非温存手術の術後成績を比較したメタアナリシスでは，遺残 ACL 温存手術は脛骨前方移動量の健患差が小さく，pivot shift test 陽性率が低かったが，Lysholm score や IKDC subjective score などの臨床成績には有意差を認めなかった．このことから本ガイドライン策定委員会では遺残 ACL を温存することを提案する．

　これまでの報告では，遺残 ACL 温存手術には部分的に損傷した前内側線維束または後外側線維束のみを選択的に補強する術式[1~5]と遺残 ACL を可及的に温存しつつ解剖学な二重束再建術を行う術[6,7]があり，両術式ともに術後再鏡視時の良好な移植腱の滑膜被覆が観察された[5,7,8]．報告によって適応症例や選択術式が様々であるため，十分に症例を検討したうえで本術式を選択することが望ましい．

　本 Clinical Question に対する推奨決定会議ではガイドライン策定委員 7 名のうち 6 名(85.7%)が行うことを提案，1 名(14.3%)が行わないことを提案するとした．行わない理由としては，遺残組織を温存することで解剖学的付着部に正確に骨孔を作製する妨げとなる，術後サイクロプス病変(p.62 参照)を生じる可能性があるという意見があがった．

　遺残 ACL 温存手術の術後成績について，遺残 ACL 非温存手術と比較した研究(2014 ～ 2015 年)のメタアナリシス 2 論文[5,7]と RCT 2 論文[9,10]を合わせたメタアナリシスおよび観察研究 4 論文[2,3,6,8]から各項目について解説する．

1) KT 値

　KT 値を評価した 4 論文，総数 444 例(遺残 ACL 温存手術 220 例，遺残 ACL 非温存手術 224 例)のメタアナリシスでは，KT 値の差は遺残 ACL 非温存手術側に 0.44 mm(95% CI 0.20 ～ 0.68, $p = 0.0004$)であり，遺残 ACL 温存手術で KT 値の健患差が有意に低かった(図 1)．

2) pivot shift test

　pivot shift test 陽性率を 3 論文，総数 364 例(遺残 ACL 温存手術 181 例，遺残 ACL 非温存手術 183 例)のメタアナリシスでは，pivot shift test 陽性であるリスクは遺残 ACL 非温存手術側に 1.99(95% CI 1.13 ～ 3.51, $p = 0.02$)であり，遺残 ACL 温存手術で pivot shift test 陽性率が有意に低かった(図 2)．

3) Lysholm score

　Lysholm score を評価した介入研究 3 論文，総数 364 例(遺残 ACL 温存手術 181 例，遺残 ACL 非温存手術 183 例)のメタアナリシスでは，score の差は遺残 ACL 温存手術側に － 0.41 (95% CI

− 1.18 〜 0.36，p = 0.30)であるが，有意差はなかった(p = 0.30)（図 3a）.

Lysholm score を評価した観察研究 3 論文，総数 212 例(遺残 ACL 温存手術 107 例，遺残 ACL 非温存手術 105 例)のメタアナリシスでは, score の差は遺残 ACL 温存手術側に − 5.68(95% CI − 7.11 〜 − 4.26, p < 0.00001)であるものの, 研究ごとにばらつきがあった[異質性(I^2 = 88%, p = 0.0003)]（図 3b）.

4) IKDC subjective score

IKDC subjective score について 2 論文，総数 259 例(遺残 ACL 温存手術 120 例，遺残 ACL 非温存手術 139 例)のメタアナリシスでは，IKDC subjective score が CD となるリスクは遺残 ACL 非温存手術側に 1.71(95% CI 0.29 〜 10.06，p = 0.60)であったが，有意差を認めなかった(図 4).

文献

1) Fujii M, et al: Knee Surg Sports Traumatol Arthrosc 2015; **23**: 1092.
2) Park SY, et al: Arthroscopy 2012; **28**: 1833.
3) Lee YS, et al: Knee Surg Sports Traumatol Arthrosc 2014; **22**: 2803.
4) Locherbach C, et al: Orthop Traumatol Surg Res 2010; **96**: 810.
5) Nakamae A, et al: Bone Joint J 2014; **96-B**: 1325.
6) Muneta T, et al: Knee Surg Sports Traumatol Arthrosc 2013; **21**: 906.
7) Kondo E, et al: Am J Sports Med 2015; **43**: 1882.
8) Kim MK, et al: Knee 2014; **21**: 774.
9) Zhang Q, et al: Knee Surg Sports Traumatol Arthrosc 2014; **22**: 166.
10) Hong L, et al: Am J Sports Med 2012; **40**: 2747.

	遺残 ACL 非温存			遺残 ACL 温存				Mean Difference	
Study or Subgroup	Mean	SD	Total	Mean	SD	Total	Weight	IV, Fixed, 95% CI	Year
Hong L, 2012	1.7	1.8	41	1.6	1.7	39	9.9%	0.10[-0.67, 0.87]	2012
Zhang Q, 2014	1.7	0.6	24	1.4	0.6	27	53.5%	0.30[-0.03, 0.63]	2014
Nakamae A, 2014	1.3	2	61	0.4	1.5	73	15.7%	0.90[0.29, 1.51]	2014
Kondo E, 2015	1.5	1.5	98	0.9	2	81	20.9%	0.60[0.07, 1.13]	2015
Total (95% CI)			**224**			**220**	**100.0%**	**0.44[0.20, 0.68]**	
Total events									

Heterogeneity : Chi²=4.00, df=3 (P=0.26) ; I²=25%
Test for overall effect : Z=3.55 (P=0.0004)

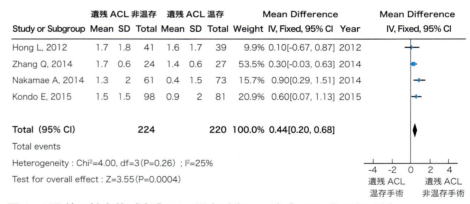

図 1　KT 値の健患差（遺残 ACL 温存手術 vs. 遺残 ACL 非温存手術）

	遺残 ACL 非温存		遺残 ACL 温存			Odds Ratio
Study or Subgroup	Events	Total	Events	Total	Weight	IV, Random, 95% CI
Zhang Q, 2014	6	24	5	27	17.8%	1.47[0.38, 5.60]
Kondo E, 2015	22	98	9	81	45.2%	2.32[1.00, 5.36]
Nakamae A, 2014	13	61	9	73	37.0%	1.93[0.76, 1.87]
Total (95% CI)		**183**		**181**	**100.0%**	**1.99[1.13, 3.51]**
Total events	41		23			

Heterogeneity : Tau²=0.00; Chi²=0.33, df=2 (P=0.85) ; I²=0%
Test for overall effect : Z=2.40 (P=0.02)

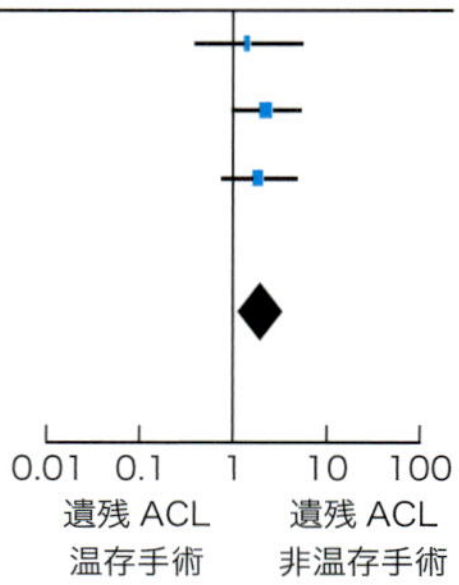

図 2　pivot shift test 陽性率（遺残 ACL 温存手術 vs. 遺残 ACL 非温存手術）

Study or Subgroup	遺残 ACL 非温存 Mean	SD	Total	遺残 ACL 温存 Mean	SD	Total	Weight	Mean Difference IV, Fixed, 95% CI
Zhang Q, 2014	91.1	3.9	24	93	3.5	27	14.3%	-1.90[-3.94, 0.14]
Kondo E, 2015	96.3	5.5	98	97.4	4.4	81	28.4%	-1.10[-2.55, 0.35]
Nakamae A, 2014	98.1	3	61	97.8	3	73	57.4%	0.30[-0.72, 1.32]
Total (95% CI)			**183**			**181**	**100.0%**	**-0.41[-1.18, 0.36]**

Heterogeneity : Chi^2=4.77, df=2(P=0.09) ; I^2=58%

Test for overall effect : Z=1.04(P=0.30)

Mean Difference IV, Fixed, 95% CI

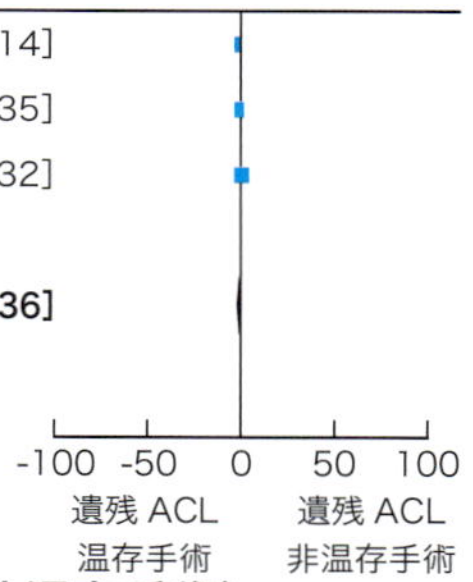

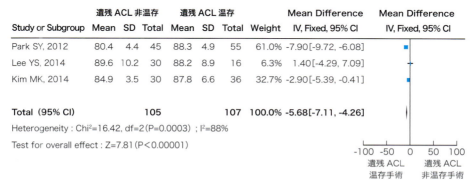

図 3a　Lysholm score（遺残 ACL 温存手術 vs. 遺残 ACL 非温存手術）

Study or Subgroup	遺残 ACL 非温存 Mean	SD	Total	遺残 ACL 温存 Mean	SD	Total	Weight	Mean Difference IV, Fixed, 95% CI
Park SY, 2012	80.4	4.4	45	88.3	4.9	55	61.0%	-7.90[-9.72, -6.08]
Lee YS, 2014	89.6	10.2	30	88.2	8.9	16	6.3%	1.40[-4.29, 7.09]
Kim MK, 2014	84.9	3.5	30	87.8	6.6	36	32.7%	-2.90[-5.39, -0.41]
Total (95% CI)			**105**			**107**	**100.0%**	**-5.68[-7.11, -4.26]**

Heterogeneity : Chi^2=16.42, df=2(P=0.0003) ; I^2=88%

Test for overall effect : Z=7.81(P<0.00001)

Mean Difference IV, Fixed, 95% CI

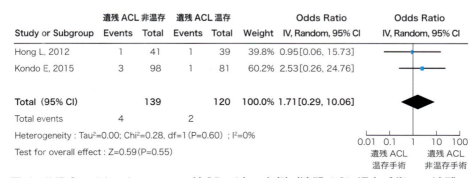

図 3b　Lysholm score（遺残 ACL 温存手術 vs. 遺残 ACL 非温存手術）

Study or Subgroup	遺残 ACL 非温存 Events	Total	遺残 ACL 温存 Events	Total	Weight	Odds Ratio IV, Random, 95% CI
Hong L, 2012	1	41	1	39	39.8%	0.95[0.06, 15.73]
Kondo E, 2015	3	98	1	81	60.2%	2.53[0.26, 24.76]
Total (95% CI)		**139**		**120**	**100.0%**	**1.71[0.29, 10.06]**
Total events	4		2			

Heterogeneity : Tau^2=0.00; Chi^2=0.28, df=1(P=0.60) ; I^2=0%

Test for overall effect : Z=0.59(P=0.55)

Odds Ratio IV, Random, 95% CI

図 4　IKDC subjective score が CD であった例（遺残 ACL 温存手術 vs. 遺残 ACL 非温存手術）

第4章 ACL再建術とその成績

Clinical Question 11

成長期（骨端線閉鎖前）における ACL 再建術は行うべきか

推奨			
推奨草案	推奨度	合意率	エビデンスの強さ
●外反変形や脚長差をきたす可能性があり，手術加療を行わないことを提案する．ただし，術式や患者背景の違いによって結果が異なる可能性もあり，慎重を期して手術加療を選択する．	2	71.4%	C

　骨端線閉鎖前における ACL 再建術は，近年術式の改善により膝不安定性の改善，臨床症状の改善が見込まれる[1〜4]が，外反変形や脚長差，過伸展膝などの重篤な合併症をきたすという報告もあり[4〜13]，手術加療は慎重に選択されるべきである．手術術式としては，大腿骨側，脛骨側の骨端線を貫く方法，貫かない方法，どちらか片方を貫く方法や，また移植腱としてハムストリング腱や骨付き膝蓋腱の使用など，異なった再建方法が報告されている．さらには患者の年齢，Tanner stage による成長の段階が各報告によって異なり，術式や患者背景の違いによって結果が異なる可能性も否定できない．

　本 Clinical Question に対する推奨決定会議ではガイドライン策定委員 7 名のうち 2 名（28.6%）が行うことを提案，5 名（71.4%）が行わないことを提案するとした．行う理由としては，保存的加療に比較し，術後臨床成績は不良であっても手術加療によって膝不安定性の改善を得られるという意見があがった．一方で行わない理由としては，合併症が生じた場合に下肢変形などの重篤となる可能性があるという意見があがった．

文献
1) Matava MJ, et al: Am J Knee Surg 1997; **10**: 60.
2) Cassard X, et al: J Pediatr Orthop 2014; **34**: 70.
3) Hui C, et al: Am J Sports Med 2012; **40**: 1093.
4) Cohen M, et al: Arthroscopy 2009; **25**: 831.
5) McIntosh AL, et al: Arthroscopy 2006; **22**: 1325.
6) Anderson AF: J Bone Joint Surg Am 2003; **85-A**: 1255.
7) Larson CM, et al: Arthroscopy 2016; **32**: 860.
8) Yoo WJ, et al: J Pediatr Orthop 2011; **31**: 691.
9) Kim SJ, et al: Knee Surg Relat Res 2012; **24**: 173.
10) Henry J, et al: Knee Surg Sports Traumatol Arthrosc 2009; **17**: 748.
11) Koizumi H, et al: Knee Surg Sports Traumatol Arthrosc 2013; **21**: 950.
12) Lemaitre G, et al: Orthop Traumatol Surg Res 2014; **100**: 261.
13) Volpi P, et al: Knee Surg Sports Traumatol Arthrosc 2016; **24**: 707.

Clinical Question 12

ACL 再建術は変形性関節症の発症を防ぐことができるか

推奨			
推奨草案	推奨度	合意率	エビデンスの強さ
● ACL 再建術は変形性関節症の発症リスクを軽減させることから，行うことを提案する．	2	85.7%	C

　ACL 損傷に対して保存的に治療を行った場合，不安定性が残存し，半月板や軟骨損傷を併発する．半月板や軟骨の損傷を伴う ACL 損傷膝に対する ACL 再建術は，ACL 単独損傷に対する ACL 再建術よりも変形性関節症（OA）の発症リスクが高くなると報告されている[1]．そのため，ACL 損傷と診断した場合，比較的早期に ACL 再建術を行うことでそのリスクの軽減が期待できる．

　この課題に対しては本来 ACL 損傷膝の保存的治療症例と ACL 再建術の手術症例を比較することが望ましいが，半月板や軟骨などの合併損傷の影響も考慮しなくてはならず，大規模な調査はいまだ不十分である．比較的少数の調査が多いなか，27 のコホート研究をレビューした文献においては，ACL 再建術による変形性関節症の発症の抑制効果は認められていない[2]．また，システマティックレビューのメタアナリシス（図1）および観察研究のメタアナリシス（図2）においても，ACL 再建術による変形性関節症の発症の抑制効果は認められていない．

　一方，ACL 損傷に半月板損傷の合併を伴った症例においては，ACL 再建術を行うことにより変形性関節症のリスクを軽減できると報告されている[3]．

　また内側脛骨大腿関節において Outerbridge 分類 II 度以上の軟骨損傷があることが，ACL 再建術後の変形性膝関節症発症リスクとしてあげられている[4]．

　以上より，ACL 損傷による膝の不安定性が持続すると変形性関節症の発症リスクとなるため，特に半月板などの合併損傷がある症例においては，ACL 再建術を施行することによって変形性関節症の発症リスクを軽減させる可能性がある．

　本 Clinical Question に対する推奨決定会議では，ガイドライン策定委員 7 名のうち，1 名（14.3%）が ACL 再建術を行うことを推奨，6 名（85.7%）が行うことを提案するとした．意見として，これまでのエビデンスからは ACL 再建術による変形性関節症の発症の抑制効果は認められていないが，これらの報告は現在行われている解剖学的再建術とは異なる術式であること，また近年の多施設共同研究から ACL 再建術は変形性関節症の進行を抑制するという報告もあり[5]，ACL 再建術を行うことを提案するとした．

文献
1) Louboutin H, et al: Knee 2009; **16**: 239.
2) Chalmers PN, et al: J Bone Joint Surg Am 2014; **96**: 292.
3) Luc B, et al: J Athl Train 2014; **49**: 806.
4) Li RT, et al: Am J Sports Med 2011; **39**: 2595.
5) Jones MH, et al: J Orthop Res 2017; **35**: 1366.
6) Aglietti P, et al: Clin Orthop 1993; (288): 195.
7) Hart AJ, et al: J Bone Joint Surg Br 2005; **87**: 1483.
8) Culvenor AG, et al: Arthritis Rheumatol 2015; **67**: 946.
9) Hoffelner T, et al: Arthroscopy 2012; **28**: 517.

第 4 章　ACL 再建術とその成績

10）Ahn JH, et al: Arthroscopy 2012; **28**: 1114.
11）Li H, et al: Arthroscopy 2013; **29**: 2012.
12）Meuffels DE, et al: Br J Sports Med 2009; **43**: 347.
13）Xie X, et al: Eur J Orthop Surg Traumatol 2015; **25**: 149.
14）Streich NA, et al: Int Orthop 2011; **35**: 607.
15）Struewer J, et al: Int Orthop 2012; **36**: 171.
16）Struewer J, et al: Int Orthop 2013; **37**: 271.
17）van der Hart CP, et al: J Orthop Surg Res 2008; **3**: 24.
18）Gerhard P, et al: Knee Surg Sports Traumatol Arthrosc 2013; **21**: 957.
19）Claes S, et al: Knee Surg Sports Traumatol Arthrosc 2013; **21**: 1967.
20）Nordenvall R, et al: PLoS One 2014; **9**: e104681.
21）Pernin J, et al: Am J Sports Med 2010; **38**: 1094.
22）Oiestad BE, et al: Am J Sports Med 2010; **38**: 2201.
23）Hui C, et al: Am J Sports Med 2011; **39**: 89.
24）Murray JR, et al: Am J Sports Med 2012; **40**: 404.
25）Ajuied A, et al: Am J Sports Med 2014; **42**: 2242.
26）Mansson O, et al: Am J Sports Med 2015; **43**: 138.
27）Risberg MA, et al: Am J Sports Med 2016; **44**: 1215.

	ACL 再建膝		対側健常膝			Risk Ratio	Risk Ratio
Study or Subgroup	Events	Total	Events	Total	Weight	M-H, Random, 95% CI	M-H, Random, 95% CI
Xie X, 2015	62	290	0	0		Not estimable	
Luc B, 2014	1088	2500	126	337	50.5%	1.16[1.01, 1.35]	
Claes S, 2013	453	1554	0	0		Not estimable	
Ajuied A, 2014	206	395	62	395	49.5%	3.32[2.58, 4.25]	
Total（95% CI）		4739		732	100.0%	1.96[0.69, 5.54]	
Total events	1809		188				

Heterogeneity: Tau^2=0.55; Chi^2=52.62, df=1（P<0.00001）; I^2=98%

Test for overall effect: Z=1.27（P=0.21）

対側健常膝の　ACL 再建膝の
OA 発症リスク　OA 発症リスク

図 1　OA 発症のリスク（review paper）

Study or Subgroup	ACL 再建膝		対側健常膝		Weight	Risk Ratio M-H, Random, 95% CI	Risk Ratio M-H, Random, 95% CI
	Events	Total	Events	Total			
Struewer J, 2012	36	73	0	0		Not estimable	
Hart AJ, 2005	3	31	0	31	1.9%	7.00[0.38, 130.10]	
Culvenor AG, 2015	30	111	0	0		Not estimable	
Li H, 2013	0	0	0	0		Not estimable	
Hoffelner T, 2012	9	28	11	28	10.3%	0.82[0.40, 1.66]	
Ahn JH, 2012	0	0	0	0		Not estimable	
Meuffels DE, 2008	12	25	2	50	5.6%	12.00[2.91, 49.54]	
Streich NA, 2011	25	40	22	40	13.0%	1.14[0.79, 1.64]	
Struewer J, 2013	38	52	0	0		Not estimable	
van deer Hart CP, 2008	48	53	14	53	12.4%	3.43[2.17, 5.42]	
Gerhard P, 2013	46	63	0	0		Not estimable	
Nordenvall R, 2014	0	0	0	0		Not estimable	
Pernin J, 2010	61	100	0	0		Not estimable	
Oiestad BE, 2010	133	181	45	181	13.6%	2.96[2.26, 3.86]	
Hui C, 2011	46	90	0	0		Not estimable	
Li RT, 2011	65	249	9	249	10.6%	7.22[3.68, 14.18]	
Murray JRD, 2012	28	83	10	42	11.1%	1.42[0.76, 2.63]	
Mansson O, 2015	19	30	4	30	8.4%	4.75[1.83, 12.31]	
Risberg MA, 2016	70	167	35	167	13.2%	2.00[1.42, 2.82]	
Aglietti P, 1991	0	0	0	0		Not estimable	
Total (95% CI)		1376		871	100.0%	2.56[1.67, 3.94]	
Total events	669		152				

Heterogeneity : $Tau^2=0.33$; $Chi^2=53.44$, df=9（P＜0.00001）; $I^2=83\%$

Test for overall effect : Z=4.30（P＜0.0001）

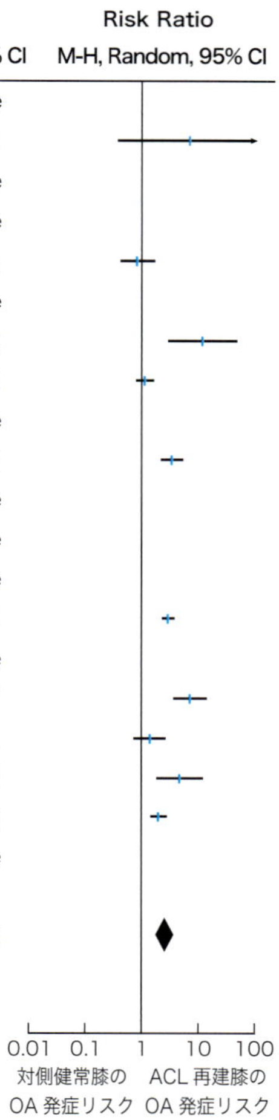

0.01　0.1　1　10　100
対側健常膝の　ACL 再建膝の
OA 発症リスク　OA 発症リスク

図 2　OA 発症のリスク（観察研究）

第4章　ACL 再建術とその成績

Clinical Question 13

ACL 再再建術の成績は初回再建術と比べて劣るか

推奨			
推奨草案	推奨度	合意率	エビデンスの強さ
● ACL 再再建術は初回再建術と比較して Lysholm score, pivot shift test 陽性率の術後成績は劣るが, 膝不安定性は改善するため再再建術を行うことを提案する.	2	71.4%	D

　ACL 初回再建術と再再建術の術後成績について, 観察研究 5 論文 [症例集積研究 (case series) 2 論文[1,2], 症例対照研究 1 論文[3], コホート研究 1 論文[4], その他 1 論文[5]] で各項目に関してメタアナリシスを行った結果を解説する.

　術後 IKDC objective score を評価した 2 論文, 総数 226 例 (初回再建術 144 例, 再再建術 82 例) のメタアナリシスでは, IKDC 評価が術後 abnormal もしくは severely abnormal となるリスクは再再建術側に 0.61 (95% CI 0.19 〜 1.89) であったが有意差はなかった ($p = 0.39$) (図 1).

　Lysholm score を評価した 2 論文, 総数 215 例 (初回再建術 138 例, 再再建術 77 例) のメタアナリシスでは, score の差は初回再建術に 7.40 (95% CI 4.81 〜 9.99) を示し, 初回再建術のほうが術後 Lysholm score 値が有意に高かった (図 2).

　KT 値を評価した 2 論文, 総数 215 例 (初回再建術 138 例, 再再建術 77 例) のメタアナリシスでは, 術後 KT 値に有意差はなかった ($p = 0.35$) (図 3).

　Lachman test を評価した 2 論文, 総数 156 例 (初回再建術 113 例, 再再建術 43 例) のメタアナリシスでは, 術後に Lachman test で患健差が 5mm を超えるリスクは再再建術側に 0.37 (95% CI 0.07 〜 2.13) であったが有意差はなかった ($p = 0.27$) (図 4).

　pivot shift test を評価した 2 論文, 総数 156 例 (初回再建術 113 例, 再再建術 43 例) のメタアナリシスでは, 術後に pivot shift test で陽性となるリスクは再再建術側に 0.43 (95% CI 0.24 〜 0.79) を示し, 再再建術側で有意に高かった (図 5).

　本 Clinical Question に対する推奨決定会議では, ガイドライン策定委員 7 名のうち, 2 名 (28.6%) が ACL 再建術を行うことを推奨, 5 名 (71.4%) が提案するとした. ACL 再再建術は初回再建術と比較した場合, 術後臨床成績が劣るというエビデンスを得たが, 術前よりも不安定性は改善しており, ACL 再再建術を行うことを提案するとした.

文献
1) Muneta T, et al: Arthroscopy 2010; **26**: 769.
2) Ahn JH, et al: Am J Sports Med 2008; **36**: 1889.
3) Gifstad T, et al: Knee Surg Sports Traumatol Arthrosc 2013; **21**: 2011.
4) Wright R, et al: J Knee Surg 2011; **24**: 289.
5) Kievit AJ, et al: Arthroscopy 2013; **29**: 898.

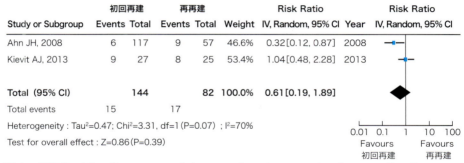

図1 IKDC objective score (abnormal and severely abnormal) after primary and revision ACL-R

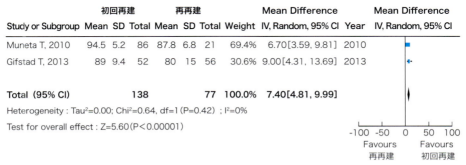

図2 Lysholm score after primary and revision ACL-R

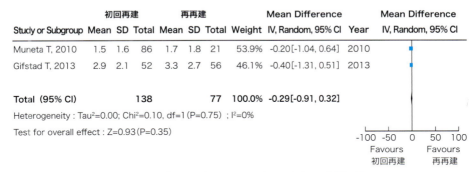

図3 KT measurement after primary and revision ACL-R

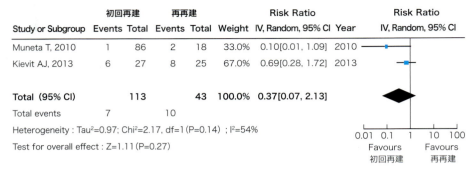

図4　Lachman test greater than 5mm after primary and revision ACL-R

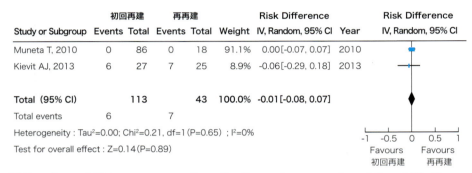

図5　pivot shift test greater than 0 after primary and revision ACL-R

第5章 合併損傷と術後合併症

Clinical Question 14

合併半月板損傷に対する修復術は術後成績を向上させるか

推奨			
推奨草案	推奨度	合意率	エビデンスの強さ
●半月板切除術は変形性関節症性変化が進行する可能性があるため，修復術を行うことを提案する．	2	85.7%	D

ACL再建術時に半月板修復術群と切除術群に分けて術後成績を比較し，修復術群の臨床成績がよかったという報告[1,2]もあるが論文数は少ない．ACL再建術時に半月板修復術を併用した長期成績について，ACL単独再建術群・半月板切除術同時施行群を比較調査した研究では，IKDC subjective scoreは半月板修復術群では切除術群と比較し有意に高く（$p = 0.008$），単独再建術群と比較し有意に低かった（$p = 0.005$）[1]．また，ACL再建術時の外側半月板損傷に対し修復術群と切除術群を比較した研究では，修復術併用群のIKDC subjective scoreの平均は切除術群に比較し有意差を認めなかったが，pain sub-scoreでは切除術は修復術群に比較し有意に疼痛が高かった（$p = 0.0478$）[2]．

筋力の回復に関する報告からは，半月板修復術は筋力の回復やスポーツ復帰の時期には悪影響を認めない可能性が示唆される．ACL単独再建群，半月板修復術同時施行群，半月板部分切除術同時施行群に分けて術後スポーツ復帰時に筋力の回復について調査した研究では，半月板部分切除群あるいは半月板修復術群はACL再建術単独群と比較して，大腿四頭筋活動性および筋力に有意差は認められなかった．大腿四頭筋機能についてもすべての群間で差を認めなかった．また，スポーツ復帰の時期にも各群間で有意差は認めなかった[3]．

術後成績を後ろ向きに調べた大規模研究では，縫合術により術後短期の成績が向上するというエビデンスはなかった[4]．Norwegian Knee Ligament Registry（NKLR）に登録された4,691例に対し，KOOS subscale（pain，symptom，ADL，sports/recreation，QOL）について，術後2年時のACL単独再建群，ACL＋外側半月板修復術群，ACL＋外側半月板切除術群，ACL＋内側半月板修復術群，ACL＋内側半月板切除術群の各群を比較した．術前のKOOSはACL単独再建群に比較し，ACL＋内側半月板修復術群あるいは内側半月板切除術群で有意に低かった．外側半月板修復術群ではKOOS symptom，pain，ADLが低かった．術後2年のKOOSはACL再建単独と比較し，ACL＋外側半月板修復術群，内側半月板切除術群，外側半月板切除術群とそれぞれ有意差はなかったが，内側半月板修復術群ではsymptom，QOLで有意に低かった[4]．

半月板修復術が変形性関節症変化や長期の術後成績に及ぼす影響については明らかでないが，半月板切除術による変形性関節症変化の進行がみられることは報告されている[5~8]．骨付き膝蓋腱（BTB）を用いたACL再建術後5年，7年，13年での成績を調査した研究では，術後13年のIKDC radiographic scoreの低下は内側半月板切除術と有意に相関した（$p = 0.006$）[5]．BTBを用いたACL

第5章　合併損傷と術後合併症

再建術と四重束ハムストリング腱を用いた ACL 再建術の変形性関節症性変化を比較調査した研究では，移植腱の種類は術後平均 14 年の調査時の変形性関節症変化の出現に有意差を認めなかった．一方，半月板の処置に関しては，半月板縫合は変形性関節症変化の発症に有意な関連を示さなかったが，内側半月板切除は内側コンパートメントの変形性関節症変化の発症の危険因子として同定された[6]．Multicenter Orthopaedic Outcomes Network（MOON）による多施設共同研究では，術後 2 ～ 3 年での内側の最低関節裂隙間距離は，半月板切除群では半月板修復術群と比較し有意に狭小化を認めていた[7]．また，ACL 再建術後 20 ～ 33 年の長期成績を調べた研究では，変形性関節症変化は多変量解析において，内側半月板切除が影響を及ぼす因子として同定された[8]．

　本 Clinical Question に対する推奨決定会議では，ガイドライン策定委員 7 名のうち，1 名（14.3％）が ACL 再建術を行うことを推奨，6 名（85.7％）が提案するとした．半月板修復術が ACL 再建術術後成績を向上する明確なエビデンスはないが，半月板切除術により変形性関節症性変化が進行する可能性があるため，適応を慎重に考慮したうえで半月板修復術を行うことを提案するとした．

文献

1) Melton JT, et al: Knee Surg Sports Traumatol Arthrosc 2011; **19**: 1729.
2) Shelbourne KD, et al: Arthroscopy 2004; **20**: 581.
3) Lepley LK, et al: Knee Surg Sports Traumatol Arthrosc 2015; **23**: 2756.
4) LaPrade CM, et al: Am J Sports Med 2015; **43**: 1591.
5) Salmon LJ, et al: Am J Sports Med 2006; **34**: 721.
6) Barenius B, et al: Am J Sports Med 2014; **42**: 1049.
7) Jones MH, et al: J Orthop Res 2017; **35**: 1366.
8) Shelbourne KD, et al: Am J Sports Med 2017; **45**: 2730.

Background Question 10

ACL 再建時の軟骨損傷は術後成績に影響するか

回答

●関節軟骨損傷は，変形性関節症への進行，スポーツ復帰率の低下，臨床成績の低下，患者満足度の低下に影響する．

　ACL 再建術時の関節軟骨損傷では，観察研究を主として変形性関節症性変化が進行すると報告されている[1,2]．ACL 再建術後 10 〜 15 年で変形性関節症性変化を認める要因として受傷時の関節軟骨損傷が抽出されており[3]，特に関節軟骨損傷の grade が高い症例は変形性関節症性変化が進行するとされている[4,5]．

　また，ACL 再建術時に関節軟骨損傷に対して治療群と未治療群を比較すると，未治療群のスポーツ復帰率は低く[6]，関節軟骨損傷（＋）群は KOOS（Knee Injury and Osteoarthritis Outcome Score）の sports & recreation の subscale が低い[7]．よって ACL 再建術時の関節軟骨損傷はスポーツ復帰率を低下させる可能性が高い．

　術後臨床成績においても ACL 再建術時の関節軟骨損傷の合併は，Lysholm score[1] や IKDC（International Knee Documentation Committee） score[8] を低下させる．特に grade 3，4 の関節軟骨損傷の grade が高い症例は IKDC score が低下すると報告されている[9,10]．

　患者満足度調査においても ACL 再建術時の関節軟骨損傷の合併は，特に KOOS の QOL および sports & recreation の subscale を低下させる[2,7]．特に grade 3，4 の関節軟骨損傷の Grade が高い症例はこれらの score が低下しており[11]，すべての subscale においても低下しているという報告もある[12]．

　以上より，ACL 再建術時の関節軟骨損傷は，変形性関節症への進行，スポーツ復帰率の低下，臨床成績の低下，患者満足度の低下に影響するため，ACL 再建術時に併せて治療を行うことが望ましい．

文献

1) Ichiba A, et al: Arch Orthop Trauma Surg 2009; **129**: 409.
2) Pernin J, et al: Am J Sports Med 2010; **38**: 1094.
3) Oiestad BE, et al: Arthritis Care Res (Hoboken) 2010; **62**: 1706.
4) Holm I, et al: Am J Sports Med 2010; **38**: 448.
5) Janssen RP, et al: Knee Surg Sports Traumatol Arthrosc 2013; **21**: 1977.
6) Gudas R, et al: Arthroscopy 2013; **29**: 89.
7) Rotterud JH, et al: Knee Surg Sports Traumatol Arthrosc 2012; **20**: 1533.
8) Potter HG, et al: Am J Sports Med 2012; **40**: 276.
9) Widuchowski W, et al: Am J Sports Med 2009; **37**: 688.
10) Cox CL, et al: Am J Sports Med 2014; **42**: 1058.
11) Rotterud JH, et al: Am J Sports Med 2016; **44**: 337.
12) Rotterud JH, et al: Am J Sports Med 2013; **41**: 535.

第5章　合併損傷と術後合併症

Background Question 11

合併する MCL 損傷の治療法は

回答

● MCL については保存治療が推奨されることが多いが，その損傷形態や不安定性を考慮して治療法を決定すべきである.

　ACL 損傷に合併する MCL（膝内側側副靱帯）損傷の治療法としては，保存治療，修復術，および再建術があるが，単独 MCL 損傷例の保存治療の臨床成績が良好であることより，ACL と MCL の合併損傷症例に対しては，MCL は保存治療を行い ACL のみを再建する治療方針が一般的になっている．しかし，これまで報告された研究の多くは，後ろ向き調査での比較あるいは ACL 再建術と MCL 損傷に対し保存治療を行った成績のみの前向き調査であり，その臨床的根拠は十分なものではなかった．ACL 損傷にⅢ度の MCL 損傷を合併した連続症例に対し準無作為割付し，膝蓋腱を用いた ACL 再建術に加え，内側支持組織を修復した群と内側支持組織を保存的に治療した2群の比較検討では，術後2年で膝関節可動域，膝安定性，IKDC grade，Lysholm knee score，合併症の発生に差がなく，「MCL をはじめとする内側支持組織の重度の損傷が ACL 損傷に合併した場合，ACL 再建術を受傷後早期に行った場合，内側支持組織の手術的修復の必要はないこと」と推奨されている（前版 Clinical Question 92 [1]）．一方，ACL 損傷にⅢ度の MCL 損傷を合併し受傷後3週間以内に治療介入可能であった69例を無作為割付し，ACL 再建術（前脛骨筋腱同種腱による一束再建術）に加え，内側支持組織を修復した群と内側支持組織を再建した2群の比較検討では，術後平均34ヵ月で IKDC score，前方不安定性，外反不安定性に差はなかったものの，回旋不安定性については再建群で有意に改善していた [2]．ただし，回旋不安定性の評価は Slocum test で行われており，その sensitivity は90.9％で specificity は100％と記載されているが，その評価方法についての詳細な記載がなくこの部分の評価についての信頼性には疑問が残る.

　上記2論文からは，受傷後早期に ACL 再建術を行った場合は，MCL については保存治療と修復術，あるいは修復術と再建術とで治療成績はほぼ同等であったことから，受傷後早期に ACL 再建術を行う場合は，MCL 修復術や再建術の必要性はない可能性がある.

　一方，受傷後一定期間経過した陳旧例に対する治療については，受傷より平均7.6ヵ月経過した21例の ACL/Ⅱ～Ⅲ度 MCL 損傷に対して ACL と MCL を同時再建し術後2～5年時の治療成績は概ね良好であったとの報告 [3] はあるものの，陳旧例の治療方法に関して前向きに比較した研究はなく，今後 RCT による臨床的根拠の蓄積が必要である.

　ACL と MCL の合併損傷例の治療成績について ACL 単独損傷例と比較した以下のような結果が示されている．Ⅱ度の膝外反動揺性を有する ACL 損傷症例53例と，ACL 単独損傷症例289例に対する膝屈筋腱を用いた ACL 再建術の成績を前向きに比較した結果，有意差はないものの，KT-1000患健差3mm 以上の症例は単独群17.3％，外反動揺性合併群28.3％，pivot shift test 陽性率は単独群18.5％，外反動揺性合併群26.4％，IKDC grade は単独群で A 56.9％，外反動揺性合併群で A 32.1％と外反動揺性合併群がやや不良であった．しかし，術後膝外反動揺性が残存していた症例においてもスポーツパフォーマンスの低下は認められないことより，Ⅱ度の膝外反動揺性を呈する ACL 損傷症例において，MCL 再建術をルーチンに行う必要はない [4]．また ACL 単独損傷と比較して，ACL 損傷に MCL 損傷を伴う場合のほうが受傷時の外力が大きく，その他の軟部組織や関

58

節軟骨の損傷を伴う可能性が高くなる可能性も考慮すると，Ⅱ度以上の MCL 損傷の合併は ACL 単独損傷より ACL 再建術後の治療成績が若干不良である可能性がある．

　一方で ACL 損傷に合併する脛骨側の MCL 損傷は，損傷した断端が翻転して鵞足の表層に転位するいわゆる "Stener-like lesion" をとり，自然治癒せずに不安定性が残存することが多いため，修復術を行うことが一般的である [5]．

文献

1) Halinen J, et al: Am J Sports Med 2006; **34**: 1134.
2) Dong J, et al: Arthroscopy 2015; **31**: 1108.
3) Zhang H, et al: Am J Sports Med 2014; **42**: 1675.
4) Hara K, et al: Am J Sports Med 2008; **36**: 333.
5) Taketomi S, et al: Knee 2014; **21**: 1151.

第 5 章　合併損傷と術後合併症

Background Question 12

半月板がロッキングした ACL 損傷膝の治療はどうすべきか

回答

●半月板がロッキングした ACL 損傷膝に対しては，屈曲拘縮を回避するために迅速にロッキングを解除する治療が勧められる．

　半月板がロッキングした ACL 損傷膝の治療法が術後成績に与える影響についての信頼できるエビデンスを持つ文献はなかった．推奨決定会議では，半月板がロッキングしたまま長期間放置すれば不可逆的な拘縮膝を生じ，下肢機能障害をもたらす危険性が高いと考えるため，AAOS の 2014 年 ACL 損傷ガイドライン[1] と同様に，半月板がロッキングした ACL 損傷膝に対しては，屈曲拘縮を回避するために迅速にロッキングを解除する治療を勧めるとした．また，このような場合，断裂半月板は早期であれば整復・修復可能であることが多く，半月板治癒のためにも早期手術が勧められる[1]．さらに，長期間の膝屈曲拘縮は関節軟骨障害ももたらすため，早期にロッキングを解除すべきである[1]．半月板修復を ACL 再建と同時に行うか，ACL 再建術を後で行うかで関節拘縮のリスクが異なるのか，今後の研究が必要である．

文献
1) Shea KG, et al: J Am Acad Orthop Surg 2015; **23**: 1.

Background Question 13

ACL 再建術後の感染とその治療法，術後成績に与える影響は

回答

●術後感染発生率は 0.5％程度である．感染が生じた場合は，培養検査を行い，早期に抗菌薬静脈投与と鏡視下洗浄・デブリドマンを行う．移植腱が温存できれば，機能的予後は比較的良好である．

　ACL 再建術後の感染発生率は 0.5％であり，術後感染の起炎菌として最も多いのは *Staphylococcus aureus* である．移植腱の種類（同種腱と自家腱，膝屈筋腱と膝蓋腱）による発生率の差はない．治療上，感染徴候についての患者教育と早期発見が重要であり，培養検査による起炎菌同定を行い，早期に起炎菌に感受性のある抗菌薬静脈投与と鏡視下洗浄・デブリドマンを行うことが重要である．早期に適切な治療が行われれば移植腱を抜去することなく感染の鎮静化が可能であることが多いが，一方で感染が鎮静化できない例では，複数回のデブリドマンや移植腱の抜去を要することもある．

　ACL 再建術後に生じた感染 203 例（19 論文）の臨床成績をまとめたシステマティックレビューでは，感染例は関節可動域，関節安定性，Lysholm score，スポーツ復帰率については非感染例とほぼ同等であったが，IKDC score については感染例でやや劣っていた[1]．一方で他の後ろ向き研究では，膝機能と自覚的満足度は，感染例と非感染例で同程度であったが，感染例ではリハビリテーション期間が長く，スポーツ復帰率は低いこと，また移植腱の抜去を要した症例では成績が劣ることが報告されている[2,3]．

文献

1) Makhni EC, et al: Arthroscopy 2015; **31**: 1392.
2) Bostrom Windhamre H, et al: Arthroscopy 2014; **30**: 1100.
3) Calvo R, et al: Knee 2014; **21**: 717.

Background Question 14

ACL再建術後の可動域制限の原因および治療法は

回答

● 伸展制限の主原因は，関節線維症およびサイクロプス形成であるとする報告が多い．早期再建，長期の膝固定などは関節線維症を誘発し可動域制限をきたすリスクとなる．治療法として鏡視下関節授動術およびサイクロプス切除術が行われる．

　ACL再建術に関しては，受傷後早期に再建術を行うと関節拘縮をきたす可能性があるとの報告[1,2]や，可動域訓練を早期より開始することが可動域制限の防止に有益との意見[1]が一般的である．一方，術前の炎症所見や可動域制限の有無が，術後の関節線維化に関与し術後可動域制限の原因になるという報告[3]がある．また，可動域制限の原因としてサイクロプス形成が関与しているとの報告[3〜6]も多くみられる(図1)．

　ACL再建術後の関節線維症は，再建靱帯の機能不全や不良設置を原因とするものを除外すると，受傷から3週間以上待機してから再建術を行うことにより，発生頻度を低下することができる[2]．一方で近年では，受傷後8日以内の超早期にACL再建術を行うことにより，可動域回復を待って待機手術を行った群と比較し関節線維症の発生率に差を認めなかっただけでなく，よりよい筋力回復や機能的回復が得られたとする報告もある[7]．関節線維症をきたした場合，癒着が局所的なら鏡視下に，広範なら鏡視下あるいは観血的に関節授動術を行うことで満足すべき可動域が得られる可能性がある[3,5,8]．サイクロプス形成が可動域制限に関与している場合，サイクロプスの切除により可動域の改善がみられる[4,6]．

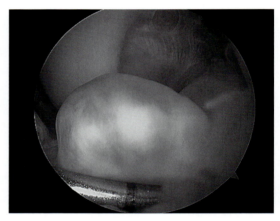

図1　ACL再建術後のサイクロプス様病変

文献

1) Graf BK, et al: Orthopedics 1994; **17**: 909.
2) Shelbourne KD, et al: Am J Sports Med 1991; **19**: 332.
3) Mayr HO, et al: Arch Orthop Trauma Surg 2004; **124**: 518.
4) Dandy DJ, et al: Knee Surg Sports Traumatol Arthrosc 1994; **2**: 76.
5) Aglietti P, et al: Knee Surg Sports Traumatol Arthrosc 1995; **3**: 83.
6) Wang J, et al: Arthroscopy 2009; **25**: 626.
7) Eriksson K, et al: Knee Surg Sports Traumatol Arthrosc 2017 Nov 29.
8) Millett PJ, et al: Am J Sports Med 1999; **27**: 552.

Background Question 15

ACL 再建術後の筋力低下の原因と術後成績に与える影響は

回答

●原因として移植腱選択，受傷から手術までの期間があげられる．伸展筋力低下は膝蓋腱の採取，屈曲筋力低下は膝屈筋腱の採取と関連する．術後の筋力低下は術後成績を悪化させる．

　筋力低下の原因として移植腱選択，受傷から手術までの期間があげられる．伸展筋力低下は膝蓋腱の採取[1~3]，屈曲筋力低下は膝屈筋腱の採取[1,4~6]と関連する．膝屈筋腱の場合，半腱様筋腱に加えて薄筋腱まで採取しても筋力や術後成績は低下しないとする意見がある反面，薄筋腱の追加採取により有意に屈曲筋力低下を起こす[4,7]とする意見もあり，可能であれば半腱様筋腱のみで再建することが望ましい．受傷から手術までの期間が長いと術前の膝伸展，屈曲筋力は減少し，それが術後の筋力にまで影響を与える[8]可能性があり，術前の筋力を維持するリハビリテーションを行うことが望ましい．また手術側だけでなく非手術側に生じる膝伸展筋力低下にも配慮が必要である[9]．

　筋力低下と術後成績は関連する．伸展筋力の低下は膝前面痛と関連し，術後2年以降の臨床成績にも影響を与える[10]．変形性関節症の発生リスクに関しては，ACL再建術後の大腿四頭筋の筋力低下は10~15年後の変形性関節症の発生と関連しなかった[11]とされる一方で，ACL再建術後の大腿四頭筋筋力の80%以上の回復が膝蓋大腿関節の軟骨損傷の悪化の減少に関係していた[12]．大腿四頭筋筋力は下肢機能[13]，術後臨床成績[14,15]と関連する．膝屈曲筋力はKOOSにおけるpain，symptom，function，sportsの有意な予測因子となる[16]．

文献

1) Petersen W, et al: Arch Orthop Trauma Surg 2014; **134**: 1417.
2) Xergia SA, et al: Knee Surg Sports Traumatol Arthrosc 2011; **19**: 768.
3) Lautamies R, et al: Knee Surg Sports Traumatol Arthrosc 2008; **16**: 1009.
4) Ardern CL, et al: Orthop Rev (Pavia) 2009; **1**: e12.
5) Lee DH, et al: Arthroscopy 2015; **31**: 890.
6) Ageberg E, et al: Knee Surg Sports Traumatol Arthrosc 2009; **17**: 162.
7) Yosmaoglu HB, et al: Knee Surg Sports Traumatol Arthrosc 2011; **19**: 1287.
8) Yuksel HY, et al: Acta Orthop Belg 2011; **77**: 339.
9) Chung KS, et al: Am J Sports Med 2015; **43**: 3013.
10) Niki Y, et al: Knee Surg Sports Traumatol Arthrosc 2012; **20**: 1543.
11) Oiestad BE, et al: Arthritis Care Res (Hoboken) 2010; **62**: 1706.
12) Wang HJ, et al: Am J Sports Med 2015; **43**: 2286.
13) Palmieri-Smith RM, et al: Am J Sports Med 2015; **43**: 1662.
14) Pietrosimone BG, et al: J Sport Rehabil 2013; **22**: 1.
15) Zwolski C, et al: Am J Sports Med 2015; **43**: 2242.
16) Vairo GL: Arch Phys Med Rehabil 2014; **95**: 552.

第6章 リハビリテーション・再断裂・スポーツ復帰

Clinical Question 15

ACL 損傷に対し術前リハビリテーションは必要か

推奨			
推奨草案	推奨度	合意率	エビデンスの強さ
●術前の膝機能が有意に改善することから，術前リハビリテーションを行うことを提案する．	2	100%	D

　　術前リハビリテーションの必要性を示す直接的な報告はなかったが，術前リハビリテーションにより術前の膝機能が改善するとの報告がある．患者の希望によって術前リハビリテーションを施行した群では，リハビリテーション前後で Lysholm score が 46 点から 66 点に改善し，術前リハビリテーションを施行しなかった群では同期間に 59 点から 64 点の改善を示し，リハビリテーション群で改善の程度が多い傾向にあった[1]．また，術前に膝周囲筋力が保たれていると術後スポーツ復帰，患者満足度，膝機能評価において良好な結果を得られるとの報告がある．術前リハビリテーション施行後に大腿四頭筋筋力の改善を認めた患者群では術後 6 ヵ月時にスポーツ復帰の基準を満たした症例の割合は 63.2％であったのに対して，大腿四頭筋筋力の改善を認めなかった患者群では，その割合は 27.8％と低かった[2]．また，術前の大腿四頭筋筋力が術後 6 ヵ月の IKDC と術後 2 年の患者立脚評価と弱く正の相関を示した[3, 4]．これらの報告より，術前リハビリテーションが術前の膝周囲筋力を改善し，術後成績の向上に寄与すると考えられる．また，術前リハビリテーションによる有害事象はほとんど起こり得ないと考えられるため，エビデンスは非常に弱いが，術後成績向上のためには術前リハビリテーションは有用といえる．今後，術前リハビリテーションの必要性を確立する非盲検化 RCT による報告が必要であるが，現時点では，術前リハビリテーションにより術前の膝機能が有意に改善することから，推奨決定会議における議論においても満場一致にて術前リハビリテーションを行うことを提案することとした．

文献
1) Zdunski S, et al: Ortop Traumatol Rehabil 2015; **17**: 249.
2) Hartigan EH, et al: J Appl Biomech 2012; **28**: 366.
3) Logerstedt D, et al: Knee 2013; **20**: 208.
4) Eitzen I, et al: Br J Sports Med 2009; **43**: 371.

第 6 章　リハビリテーション・再断裂・スポーツ復帰

Clinical Question 16

ACL 再建後の術後リハビリテーションは有用か

推奨			
推奨草案	推奨度	合意率	エビデンスの強さ
●術後成績向上のためには有用であり，術後リハビリテーションを行うことを推奨する．	1	100%	C

　一般的に術後リハビリテーションは有用と考えられており，RCT を行うことは困難である．そこで患者の意欲の影響はあるがリハビリテーションへの参加率の増加による患者満足度の向上を示した以下の報告がある[1]．術後リハビリテーションへの参加率により分類し術後成績を解析した研究では，高参加率群，中参加率群で患者立脚評価 KOOS の一部サブグループ，SF-36 が低参加率群と比較すると有意に高かった．また，リハビリテーションプログラムの違いによる術後成績の差を示した以下の報告がある．ノルウェーのスポーツ専門病院で積極的にリハビリテーションを行った群は，Norwegian Knee Ligament Registry に登録された通常のリハビリテーションを受けた群に比べ術後 2 年時で KOOS の全項目で有意に良好であった[2]．また同一施設内での異なるプログラムを比較した研究では，以下のように術後成績に差があったとする報告もある．closed kinetic chain を主としたリハビリテーションを行った群が open kinetic chain リハビリテーションを行った群に比較して，3 ヵ月と 6 ヵ月での Lysholm score，可動域の改善が有意に大きかった[3]．accelerated rehabilitation exercise を行った群が通常のリハビリテーションを行った群に比較して術後 12 週で 30° 屈曲位での伸展筋力，60° 屈曲位での屈曲筋力が有意に回復していた[4]．このように，リハビリテーションへの参加により患者満足度は向上し，リハビリテーションプログラムの差が術後成績に影響することが示されている．術後リハビリテーションは術後成績向上のためには有用といえ，推奨決定会議においても満場一致で術後リハビリテーションを行うことを推奨することとした．

文献

1) Han F, et al: Orthop J Sports Med 2015; **3**: 2325967115620770.
2) Grindem H, et al: Br J Sports Med 2015; **49**: 385.
3) Hart JM, et al: J Athl Train 2014; **49**: 733.
4) Lee M, et al: J Exerc Rehabil 2016; **12**: 29.

Clinical Question 17

ACL 再建術後のドレーン留置は有用か

推奨			
推奨草案	推奨度	合意率	エビデンスの強さ
●ドレーン留置は術後早期に腫脹を減少させるものの，術後 2 週以降の疼痛，腫脹，関節可動域，筋力に有意の効果を認めないため，明確な推奨はできない.	2	71.4%	B

　整形外科手術においては，術後，関節血症による痛みや腫脹，および手術創の癒着や拘縮予防のためドレーンの留置が行われているが，その臨床的エビデンスはない．一方，ドレーン留置により患者の移動が困難になるなど管理上の問題もあり，感染の増加などが懸念される．鏡視下 ACL 再建術におけるドレーン留置の効果に関する RCT を検討した結果，その留置の有無は機能的に有意差がなく，術後早期の疼痛や関節可動域への影響も明らかとはいえない．引用文献は，外来手術や翌日退院の症例が多く，本邦では 1 ～ 2 週の入院治療が一般的であり入院管理に関する背景が異なる．一方，感染に関しては，感染症ガイドラインによる ACL 再建術後の感染発生率は 0.4 ％前後であること，システマティックレビューにおいても 349 症例の術後 7 日～ 6 ヵ月の短期の経過観察期間であり，採用文献の対象症例数は十分とはいえない．

　日帰り手術による 118 例の ACL 再建術後に，無作為にドレーン留置群と非留置群に分け，術後 8 週まで検討した．ドレーン非留置群では 1 週において関節血症は多いものの，4 ～ 8 週では関節腫脹，関節可動域，VAS 評価による痛みには差がなかった[1].

　翌日退院の ACL 再建術において，49 例の RCT の結果，術後 2 週以内では腫脹と関節可動域はドレーン留置群が良好であるものの，術後 4 週では両群間の差はなく，術後 3 週および 6 ヵ月時点での機能には有意差はなかった[2].

　RCT 5 論文による計 349 例のシステマティックレビューでは合併症，感染，血性関節液吸引回数，関節可動域，下腿の腫脹にドレーン使用の有無による有意差はなく，VAS 評価では 1 論文でドレーン留置群で痛みは有意に少ないものの，2 論文では有意差はなかった．2 論文ではドレーン未留置群の痛みが有意に少なかったが，鎮痛薬使用量には有意差がなかった[3].

文献

1) McCormack RG, et al: Arthroscopy 2006; **22**: 889.
2) Straw R, et al: Knee 2003; **10**: 283.
3) Clifton R, et al: Knee 2007; **14**: 348.

第6章　リハビリテーション・再断裂・スポーツ復帰

Clinical Question 18

ACL 再建術後の冷却療法は有用か

推奨			
推奨草案	推奨度	合意率	エビデンスの強さ
●冷却療法は，関節可動域改善や術後出血の減少に対する効果は明らかでないが，疼痛軽減に有用であり，冷却療法を行うことを推奨する.	1	71.4%	B

　冷却療法は，冷却した部位の皮膚温の低下や血管収縮により，出血や関節血症を減少させ，また神経伝導速度を遅延し，運動線維より感覚線維を先にブロックし除痛に働くとされ，整形外科手術後の治療法のひとつとなっている．最近では冷却器具が手軽に，比較的安価に使用できるようになり，術後の炎症軽減目的に使用されている．

　メタアナリシス[1]では，対照群より冷却療法群に明らかな疼痛軽減が認められたが，術後の排液量および関節可動域に関しては対照群と冷却療法群との間に差はなかった．冷却温度は 10℃ が至適温度であるとしているが，適応時間は明確ではない．一方で，RCT の 1 論文[2]では，冷却療法群では対照群に比べて理学療法後の関節可動域が改善しており，冷却療法が術後の排液量や関節可動域に与える効果については一定の見解が得られていない．

　鏡視下 ACL 再建術後，冷却療法器具は安価で簡単に使用でき患者の満足度が高く，副作用である皮膚障害や凍傷に注意すれば，術後の疼痛対策に有用である．

文献
1) Raynor MC, et al: J Knee Surg 2005; **18**: 123.
2) Dambros C, et al: Acta Ortop Bras 2012; **20**: 285.

Background Question 16

ACL 再建術後の鎮痛対策は

回答

● NSAIDs と併用として冷却療法や圧迫法の組み合わせが行われているが，意見の一致をみていない．オピオイド系鎮痛薬や局所麻酔薬などの関節内および関節周囲注入，大腿神経ブロックなども報告されているが，それらを比較した研究は少なく，それらの投与時期や至適方法については議論の余地がある．

再建術後の鎮痛対策として，冷却療法，NSAIDs，局所麻酔薬やオピオイド系鎮痛薬などの関節内および関節周囲注入，大腿神経ブロック，持続硬膜外麻酔などが行われている．

冷却療法に関して，メタアナリシス[1]では，対照群より冷却療法群に明らかな疼痛軽減が認められたが（Clinical Question 18 参照），冷却療法単独より冷却療法と圧迫システムが腫脹，可動域，鎮痛に関して有意に優れていたとする報告[2]もある．

morphine や fentanyl などのオピオイド系鎮痛薬を関節内に投与する方法の効果についても意見が分かれている．術直後に morphine の関節内注入を行い，注入後 10 分後に駆血を解除した群は，生理食塩水のみを注入した群に比べ VAS score は有意に低かった[3]．一方，術直後に局所麻酔薬と sufentanil を関節内注入した群は，局所麻酔薬のみを注入した群と比較し VAS score において有意差はなかった[4]．オピオイド系鎮痛薬の関節内投与や駆血解除のタイミングについても意見の一致をみていない[3,5~7]．

大腿神経ブロックは，鎮痛効果があるとする報告が多い[5,6,8]．一方，術直後に bupivacaine を関節内投与した群と大腿神経ブロックのみを行った群の比較では VAS score に有意差はなく[9]，システマティックレビュー[10]では大腿神経ブロックは疼痛，退院の期間，臨床成績に影響を与えないと結論づけており，疼痛管理には複数の方法の併用が望ましいと報告されている．

術後膝関節内にカテーテルを留置して，持続注入ポンプなどで薬剤を関節内に投与する方法についても多くの意見がある．bupivacaine を持続的に関節内に投与することより，VAS score の中央値は対照群と変わらなかったが，VAS score の最大値は有意に対照群より低かった[11]．PCA ポンプを用いて関節内に ropivacaine と morphine に加えて Ketorolac（NSAIDs）を投与するとさらに有効であった[12]．一方，bupivacaine を持続注入ポンプにより関節内へ投与した群は，鎮痛薬の使用量や VAS score において対照群と比較し有意差はないとする報告[13]もある．

硬膜外麻酔については，ropivacaine と sufentanil を持続硬膜外カテーテルより術後に持続投与した群では，ropivacaine のみを投与した群と比較し，安静時の VAS score は低かったという報告がある[14]．

NSAIDs の使用や冷却療法と圧迫システム，硬膜外持続麻酔などのほか，今後の疼痛対策として大腿神経ブロックや局所麻酔投与法の確立などが望まれる．

文献

1) Raynor MC, et al: J Knee Surg 2005; **18**: 123.
2) Schroder D, et al: Knee Surg Sports Traumatol Arthrosc 1994; **2**: 158.
3) Joshi GP, et al: Br J Anaesth 1993; **70**: 87.
4) Armellin G, et al: Arthroscopy 2008; **24**: 909.

第 6 章　リハビリテーション・再断裂・スポーツ復帰

5) Mayr HO, et al: Arch Orthop Trauma Surg 2007; **127**: 241.
6) McCarty EC, et al: Am J Sports Med 2001; **29**: 327.
7) Guler G, et al: Arthroscopy 2004; **20**: 918.
8) Tetzlaff JE, et al: J Clin Anesth 1997; **9**: 542.
9) Mehdi SA, et al: Knee Surg Sports Traumatol Arthrosc 2004; **12**: 180.
10) Mall NA, et al: Arthroscopy 2010; **26**: 404.
11) Alford JW, et al: Arthroscopy 2003; **19**: 855.
12) Vintar N, et al: Anesth Analg 2005; **101**: 573.
13) Parker RD, et al: Am J Sports Med 2007; **35**: 531.
14) Berti M, et al: Minerva Anestesiol 2005; **71**: 93.

Background Question 17

ACL 再断裂の危険因子は

回答

●初回 ACL 再建術時の年齢は再断裂の強い危険因子である．初回 ACL 損傷の危険因子は再断裂時も危険因子となるが，家族歴，移植腱の種類とサイズ，早い競技復帰なども再断裂の危険因子になる可能性がある．

初回 ACL 再建術後5年間における再断裂は，2～10％と報告されている[1]．再断裂の危険因子は，初回 ACL 損傷の危険因子（Background Question 1 参照）に加えて，年齢，ACL 損傷の家族歴，移植腱の種類，固定方法，移植腱のサイズ，早い競技復帰などがあげられる．初回 ACL 再建術時の年齢は，再断裂の強い危険因子であるとする報告が多いが，観察研究が多い．再断裂の危険因子は，ACL 損傷の危険因子と同様に，複数の要因が関与して再断裂にいたると考えられる．

年齢に関して，初回 ACL 再建術時の年齢は再再建術の強い危険因子であるとする報告が多い[1~6]．術後3年以上の追跡期間において同側・対側を合わせた損傷率は20歳以下が29％，20歳以上が8％であった[1]．家族歴に関しては，ACL 損傷の家族歴があると ACL 再受傷，反対側の ACL 損傷のリスクが高かった[7]．性差に関しては，再断裂率に性差は影響しないとする報告もあるが[8]，男性は同側の再断裂のリスクが高く，女性は反対側の ACL 損傷のリスクが高いとする報告もある[7,9]．

スポーツ復帰に関しては，ACL 再建後にスポーツ復帰した患者の24ヵ月の再受傷率は，健常者の受傷率よりも高く，女性アスリートは反対側の受傷が多い[10]．また同側，反対側ともに，若年者であることと活動性が高いことが再損傷の危険因子であった[11]．

移植腱に関しては，自家腱と同種腱の間で再断裂率に差がなかった報告[12]もあるが，同種腱は同側の ACL 再損傷の危険因子であった[11,13]とする報告もある（p.29 参照）．膝蓋腱と膝屈筋腱の比較では，膝屈筋腱の再断裂率が高いとする報告[14,15]もあるが，両移植腱の間に差がなかった[6,7]とする報告も多い．ACL 再再建の移植腱断裂は13.7％に認め，初回 ACL 再建後のおよそ3～4倍であった[6]．

20歳未満かつ8mm 以下の移植腱では高率に再断裂をきたすとの報告[16]もあるが，より大きなサンプルサイズが必要である．

動作解析により再断裂の危険因子を解析した研究も散見される[17]．垂直落下動作で膝が外反する症例，接地時の膝伸展モーメントの健患差，Biodex で片脚立位でのバランスの悪さが再受傷の危険因子であった．股関節の回旋モーメントは ACL 再受傷の独立した危険因子であった．神経筋コントロールやバランスなどの評価で再断裂の危険因子を明らかにすることは再断裂の予防トレーニングに応用できる点で有用である．

文献

1) Webster KE, et al: Am J Sports Med 2014; **42**: 641.
2) Faltstrom A, et al: Knee Surg Sports Traumatol Arthrosc 2016; **24**: 885.
3) Shelbourne KD, et al: Am J Sports Med 2009; **37**: 246.
4) Kamien PM, et al: Am J Sports Med 2013; **41**: 1808.
5) Maletis GB, et al: Am J Sports Med 2016; **44**: 331.
6) Ponce BA, et al: J Knee Surg 2016; **29**: 329.
7) Bourke HE, et al: Am J Sports Med 2012; **40**: 1985.

第 6 章　リハビリテーション・再断裂・スポーツ復帰

8）Tan SH, et al: Am J Sports Med 2016; **44**: 242.
9）Maletis GB, et al: Am J Sports Med 2015; **43**: 641.
10）Paterno MV, et al: Am J Sports Med 2014; **42**: 1567.
11）Kaeding CC, et al: Am J Sports Med 2015; **43**: 1583.
12）Barber FA, et al: Arthroscopy 2014; **30**: 483.
13）Burrus MT, et al: Arthroscopy 2015; **31**: 2342.
14）Gifstad T, et al: Am J Sports Med 2014; **42**: 2319.
15）Persson A, et al: Am J Sports Med 2015; **43**: 2182.
16）Magnussen RA, et al: Arthroscopy 2012; **28**: 526.
17）Paterno MV, et al: Am J Sports Med 2010; **38**: 1968.

Background Question 18

予防トレーニングは ACL 再断裂予防に有効か

回答

●予防トレーニングは，ACL 損傷の予防効果があるという報告が多いものの，再断裂予防に有効であるかは明らかではない．

　予防トレーニングは，ACL 損傷の予防効果があるという報告が多いものの，再断裂予防に有効であるかは明らかではない．AAOS の 2014 年 ACL 損傷ガイドライン（ACL NEUROMUSCULAR TRAINING PROGRAMS）では，神経筋トレーニングプログラムは ACL 損傷の予防に効果を認めたいくつかの研究を紹介している．固有感覚の訓練がサッカー選手の ACL 損傷の予防に有効か明らかにするために 40 チームを介入群と対照群に分けた結果，1 シーズンにおける 1 チームあたりの ACL 損傷は介入群で有意に少なかった[1]．女子サッカー選手（14 〜 18 歳）を PEP（prevent injury and enhance performance）program 介入群と対照群に分けた結果，ACL 損傷の発生率は介入群で有意に少なかった[2]．大学生女子サッカー選手の PEP program の効果に関する RCT では，練習中の ACL 損傷発生率，シーズン後半の ACL 損傷発生率，および ACL 損傷の既往歴がある選手での非接触型 ACL 損傷発生率は，予防トレーニングにより有意に減少した[3]．一方，予防トレーニングで ACL 損傷の有意な減少はなかったとする報告もある[4〜6]．競技スポーツ選手に対する二重盲検化研究は困難であるため，エビデンスレベルの高い RCT は存在しない．訓練効果に関する RCT では二重盲検化や公正なプラセボ群の設定ができないため，RCT としての厳密性に乏しく，対照の訓練介入への心理的期待の影響を除外できないことも考慮しなければならない．

文献

1) Caraffa A, et al: Knee Surg Sports Traumatol Arthrosc 1996; **4**: 19.
2) Mandelbaum BR, et al: Am J Sports Med 2005; **33**: 1003.
3) Gilchrist J, et al: Am J Sports Med 2008; **36**: 1476.
4) Heidt RS Jr, et al: Am J Sports Med 2000; **28**: 659.
5) Hewett TE, et al: Am J Sports Med 1999; **27**: 699.
6) LaBella CR, et al: Arch Pediatr Adolesc Med 2011; **165**: 1033.

第6章　リハビリテーション・再断裂・スポーツ復帰

Background Question 19

ACL再建術後の装具は有用か

回答

● 膝装具は疼痛，関節可動域，膝安定性，再受傷予防に影響を与えないが，その使用は精神的および教育的効果も有し，関節可動域訓練をいつ行うかというリハビリテーションの問題も含んでいるため，単純に装具の有用性のみを判断することは難しい．

　ACL再建後に使用する装具は，可動域制限用の術後装具とスポーツ復帰時の再受傷を予防する機能装具の2種類がある．1つの装具で2つの目的を達するものが多い．米国での報告では，整形外科医の60％がACL再建術後に術後装具と機能装具を処方している[1]．しかし装具の使用・非使用による術後成績を比較したRCTでは，装具の有用性は認められなかった．一方で，装具の使用は心理的，精神的，および教育的効果も有し，可動域訓練をいつ行うかどうかというリハビリテーションの問題も含んでいるため，単純に装具の有用性のみを検討することは難しい．

　AAOSの2014年ACL損傷ガイドライン（ACL POST-OP FUNCTIONAL BRACING）では，ACL単独再建後における機能装具の使用は，その有効性を認めないことから，ルーチンの処方は推薦できないと述べている．

　RCTによりACL再建後の装具の効果を検討した研究では，術後12週間装具をした群では，術後3ヵ月時のみ大腿周径が減少していた．術後2年までの膝安定性，可動域，筋力評価，3種類の膝機能評価，VASによる自覚的疼痛などに関して非装具群と比べて差を認めなかった[2]．

　ACL再建術150例に対して，RCTにより術後6週で76例に機能装具を用い，74例にサポーターを用いて同様の後療法を行った．術後1年および2年においてQOL score，膝安定性，Tegner activity scoreについて評価したが，群間に差はなかった[3]．

　ACL再建術後に装具装着・非装着を検討した11のRCTのシステマティックレビューでは，ACL再建術後の疼痛，可動域，膝安定性，再受傷予防といった臨床成績に関して，装具の有無は関係を認めなかった[4]．

　膝蓋腱によるACL再建術例を12週の装具群と非装具群に分けた前向き比較検討では，装具群では術後3週まで可動域を屈曲90°，術後4〜6週は屈曲120°に制限し，術後4週で全荷重を許可した．非装具群は，術後2週まで90°までの可動域制限として，術後3週で全荷重を許可した．術後5年で80％の患者のLysholm score，Tegner activity score，膝安定性，膝筋力を評価したが，両群間に有意差はなかった[5]．

文献
1) Marx RG, et al: Arthroscopy 2003; **19**: 762.
2) Risberg MA, et al: Am J Sports Med 1999; **27**: 76.
3) Birmingham TB, et al: Am J Sports Med 2008; **36**: 648.
4) Wright RW, et al: Clin Orthop Relat Res 2007; **455**: 162.
5) Harilainen A, et al: Scand J Med Sci Sports 2006; **16**: 14.

Background Question 20

予防的装具は ACL 損傷の予防に有用か

回答

● ACL 損傷の予防的装具は有用とはいえない.

　膝装具の恒用が ACL 損傷予防に有効であるというエビデンスは得られていない. AAOS の 2014 年 ACL 損傷ガイドラインでは,学内サッカー部選手や高校サッカー部選手に対して,装具が ACL 損傷予防に有効である結果は得られなかったとしている[1]ことから,AAOS ガイドラインと同様に予防的な膝装具装着の有用性は明らかではない.

文献

1) Shea KG, et al: J Am Acad Orthop Surg 2015; **23**: 1.

第6章　リハビリテーション・再断裂・スポーツ復帰

Clinical Question 19

ACL 再建後のスポーツ復帰の指標として有用なものはあるか

推奨			
推奨草案	推奨度	合意率	エビデンスの強さ
●復帰時期とともに，筋力や調整力，巧緻性などの運動機能テストが利用されているが，いずれも根拠が不十分である．	なし	71.4%	

　スポーツ復帰は諸家により異なるが，経験的に6ヵ月以降としている医師が多い．術後9ヵ月以降にスポーツ復帰を許可することで再受傷率が減少できるという報告もあり，復帰時期はひとつの指標となりうるかもしれない[1]．

　復帰にあたっては膝の安定性や十分な関節可動域獲得は当然であるが，筋力[2~4]や各種パフォーマンステスト[5~11]，歩行動作[12]において，スポーツ復帰している群は機能回復していると報告されている．しかしいずれの基準を満たした場合でも，再断裂が減少するという根拠はなく，スポーツ復帰に対する明確な基準は明らかでない．また，スポーツ復帰への恐怖心が強い場合は復帰が遅れる[5,9,13,14]との報告があり，心理的要因の克服もスポーツ復帰には必要である．

文献

1) Grindem H, et al: Br J Sports Med 2016; **50**: 804.
2) Czuppon S, et al: Br J Sports Med 2014; **48**: 356.
3) Palmieri-Smith RM, et al: Am J Sports Med 2015; **43**: 1662.
4) Knezevic OM, et al: Knee 2014; **21**: 1039.
5) Herbst E, et al: Knee Surg Sports Traumatol Arthrosc 2015; **23**: 1283.
6) Muller U, et al: Knee Surg Sports Traumatol Arthrosc 2015; **23**: 3623.
7) Abrams GD, et al: Orthop J Sports Med 2014; **2**: 2325967113518305.
8) Gardinier ES, et al: Am J Sports Med 2014; **42**: 2917.
9) Ardern CL, et al: Am J Sports Med 2015; **43**: 848.
10) Mayer SW, et al: Am J Sports Med 2015; **43**: 1648.
11) Jang SH, et al: Knee 2014; **21**: 95.
12) Di Stasi SL, et al: Am J Sports Med 2013; **41**: 1310.
13) Kvist J, et al: Knee Surg Sports Traumatol Arthrosc 2005; **13**: 393.
14) Lentz TA, et al: Am J Sports Med 2015; **43**: 345.

第7章　その他

Background Question 21

再建靭帯の成熟は術後 6 ヵ月までに完了するか

回答
● MRI 所見, 組織学的検討により, 再建靭帯の成熟は術後 6 ヵ月までには完了しない.

　骨孔内部での移植腱周囲組織と骨孔壁との癒合は, 大腿骨側より脛骨側のほうが早く, 24 週で完成したと MRI を用いた研究で報告[1]されている. しかし, 脛骨骨孔内およびスクリュー部の血流は 1 年までは増加し[2], 移植腱自体が正常 ACL と同等の輝度になるのに 24 ヵ月を要する[3]という報告から, 移植腱内部まで成熟するにはかなりの時間を要する. また, 組織学的に "ligamentization" を調べたシステマティックレビューでは, 初期治癒に 6 ヵ月, 再構築が盛んなのは 12 ヵ月, そして成熟には 9 ～ 48 ヵ月を要する[4,5]と報告されているが, 2 年以降も線維の形状や大きさが変化する[6,7]という報告もあり, 再建靭帯の成熟は少なくとも術後 6 ヵ月以降も続くと考えられる. 骨付き大腿四頭筋腱のほうが膝屈筋腱より術後 6 ヵ月での成熟度がより高く[8], 移植腱の種類は成熟度に影響があるかもしれない.

文献

1) Nakase J, et al: J Orthop Surg (Hong Kong) 2014; **22**: 65.
2) Ntoulia A, et al: Am J Sports Med 2011; **39**: 1478.
3) Ntoulia A, et al: Skeletal Radiol 2013; **42**: 541.
4) Pauzenberger L, et al: Arthroscopy 2013; **29**: 1712.
5) Claes S, et al: Am J Sports Med 2011; **39**: 2476.
6) Zaffagnini S, et al: Knee Surg Sports Traumatol Arthrosc 2010; **18**: 1052.
7) Janssen RP, et al: Knee Surg Sports Traumatol Arthrosc 2011; **19**: 1299.
8) Ma Y, et al: Knee Surg Sports Traumatol Arthrosc 2015; **23**: 661.

第 7 章　その他

Background Question 22

移植腱採取部（ドナー部）に腱は再生するか

回答

● MRI やエコーを用いた観察結果より，移植腱採取部に腱は再生する.

　膝屈筋腱採取部の再生について，MRI やエコーを用いた研究では 50 ～ 80％の症例に再生を認めた[1~7]. また再生腱の生検組織像は線維構造の消失を認めたが，組織学的スコアは正常腱と同等であった[8]. ただ，腱再生とは直接関係はないが，筋萎縮は長期にわたって残存する[6,7].

　一方，膝蓋腱採取部の再生は時間とともに進み，術後 36 ヵ月のほうが術後 8 ヵ月より欠損が少なかった[9]. しかし，術後 10 年でのエコー所見にて石灰化を認める症例や低エコー領域が残存する症例もあり，再生腱内は正常でない部位もある[10]. さらに腱の厚みは再生部のほうが健側より有意に厚かった[10].

文献

1) Stevanovic V, et al: Int Orthop 2013; **37**: 2475.
2) Bedi A, et al: Knee Surg Sports Traumatol Arthrosc 2013; **21**: 606.
3) Janssen RP, et al: Knee Surg Sports Traumatol Arthrosc 2013; **21**: 898.
4) Nomura Y, et al: Scand J Med Sci Sports 2015; **25**: 301.
5) Choi JY, et al: Am J Sports Med 2012; **40**: 152.
6) Ahlen M, et al: Am J Sports Med 2012; **40**: 1735.
7) Snow BJ, et al: J Bone Joint Surg Am 2012; **94**: 1274.
8) Ahlen M, et al: Orthop J Sports Med 2014; **2**: 2325967114550274.
9) Koseoglu K, et al: Eur J Radiol 2004; **50**: 292.
10) Jarvela T, et al: Am J Sports Med 2004; **32**: 39.

Clinical Question 20

移植腱の初期張力は ACL 再建術の成績に影響するか

推奨			
推奨草案	推奨度	合意率	エビデンスの強さ
●術中に加えられる初期張力は，適切な範囲内であれば再建術の成績に影響するとはいえない．	2	71.4%	C

　移植腱に与える初期張力は，その後に生じる生物学的リモデリングに影響を与える因子のひとつとされている．術中に与えられた初期張力は，術後どの程度維持されるかは術式・移植腱の種類や固定方法によって異なるが，移植腱自体や縫合糸・固定部でのゆるみによって，術後は経時的に低下することが報告されている．

　高い初期張力が良好な膝安定性を獲得できた[1,2]という報告がある一方，初期張力は術後成績に影響を及ぼさなかったという報告もある[3〜7]．過少な初期張力は術直後より不安定な膝となるため不適切であるが，過大な張力は軟骨や移植腱自体を変性させるため不適切であり，適切な範囲内の初期張力を移植腱に与えた再建術では良好な成績が期待できる．

文献

1) Yasuda K, et al: Am J Sports Med 1997; **25**: 99.
2) Nicholas SJ, et al: Am J Sports Med 2004; **32**: 1881.
3) Yoshiya S, et al: Clin Orthop Relat Res 2002; **394**: 154.
4) van Kampen A, et al: Arthroscopy 1998; **14**: 845.
5) Kim SG, et al: Arch Orthop Trauma Surg 2006; **126**: 260.
6) Fleming BC, et al: Am J Sports Med 2013; **41**: 25.
7) Arneja S, et al: Arthroscopy 2009; **25**: 200.

第7章　その他

Background Question 23

両側同時 ACL 再建術を行う利点，欠点はあるか

回答
●両側同時 ACL 再建術は片側再建と比較して，臨床成績および合併症において差はなく，経済面で優れている一方，明らかな欠点はない．

　両側 ACL 損傷患者では，両側とも手術適応である場合は，片側ずつ別々に手術を行うより，両側同時に行うほうが費用面において優れている一方，手術からスポーツ復帰までの期間，膝機能スコア[1]，臨床成績[2]には有意な差を認めず，術後合併症[3]も認められないことから，有用な手術法であると考えられる．

　ただし，術後に一定期間の免荷や固定を行っている施設では，両側同時手術例にはベッドから車椅子への移動，トイレでのパンツ着脱動作などにおいて補助・工夫が必要となる．また，関節可動域訓練や筋力トレーニングなどの術後リハビリテーションに要する時間は片側例より長いため，これらのことに対応できる施設で行うことが望ましい．

文献
1) Larson CM, et al: Am J Sports Med 2004; **32**: 197.
2) Sajovic M, et al: Knee Surg Sports Traumatol Arthrosc 2013; **21**: 1998.
3) Saithna A, et al: Knee Surg Sports Traumatol Arthrosc 2010; **18**: 1071.

Clinical Question 21

ACL 再建術にコンピュータ支援システムは有用か

推奨			
推奨草案	推奨度	合意率	エビデンスの強さ
●骨孔の作製位置および術後膝安定性獲得に対し，顕著な効果は認められない．	2	71.4%	D

　整形外科領域において，コンピュータ支援システムを利用した手術が広まっており，ACL 再建術においてもシステムを使用した研究が多数報告されている．コンピュータ支援システムを用いることで正確な骨孔作製が行え[1~7]，特に大腿骨側で正確であり（図 1），roof/notch impingement が減少する[1,6,8]という報告がある一方，非使用手術と比較して有意な差は認めなかった[8~10]という報告もある（図 2）．熟練した外科医の手術のほうが，コンピュータ支援システムを用いた経験の浅い外科医による手術より正確な骨孔作製が行えること[11]や，機種によっては検者内・検者間誤差が存在する[12]こと，手術時間も延長する[1,13]ことに加え，膝安定性を含めた術後成績においては有用性が少ない[1,2,8,13~15]（図 3 ~ 7）ことから，今後のさらなる改良が必要である．

　推奨決定会議においても，有用な支援システムがあることは望ましいが，現状のコンピュータ支援システムの有用性は低く，今後，まったく異なった支援システムの開発が必要という意見が出された．また，未熟な医師への有用性について議論があったが，未熟な医師による手術自体が問題と指摘された．

文献

1) Plaweski S, et al: Am J Sports Med 2006; **34**: 542.
2) Hart R, et al: Arthroscopy 2008; **24**: 569.
3) Taketomi S, et al: Knee Surg Relat Res 2014; **26**: 168.
4) Tensho K, et al: Knee Surg Sports Traumatol Arthrosc 2011; **19**: 378.
5) Kawakami Y, et al: Knee Surg Sports Traumatol Arthrosc 2012; **20**: 1503.
6) Plaweski S, et al: Orthop Traumatol Surg Res 2011; **97**: 80.
7) Jenny JY, et al: Orthopedics 2012; **35**: 18.
8) Endele D, et al: Arthroscopy 2009; **25**: 1067.
9) Mauch F, et al: Am J Sports Med 2007; **35**: 1824.
10) Meuffels DE, et al: J Bone Joint Surg Am 2012; **94**: 1538.
11) Anthony CA, et al: Comput Aided Surg 2013; **18**: 172.
12) Shafizadeh S, et al: Knee Surg Sports Traumatol Arthrosc 2015; **23**: 1917.
13) Cheng T, et al: Knee 2012; **19**: 73.
14) Margier J, et al: Knee Surg Sports Traumatol Arthrosc 2015; **23**: 1026.
15) Plaweski S, et al: Orthop Traumatol Surg Res 2012; **98**: 91.

第 7 章　その他

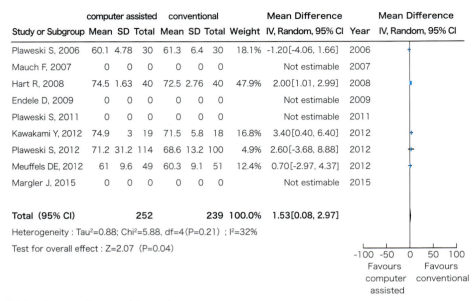

図 1　femoral tunnel location

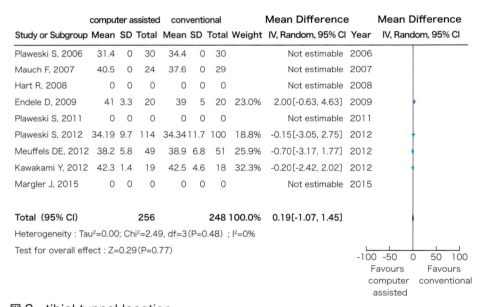

図 2　tibial tunnel location

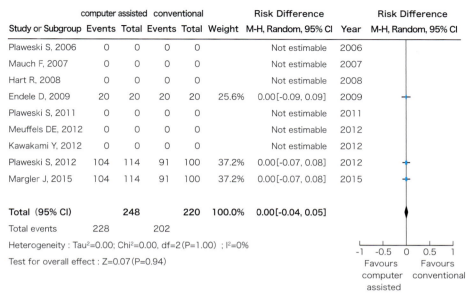

図3 outcomes IKDC A/B

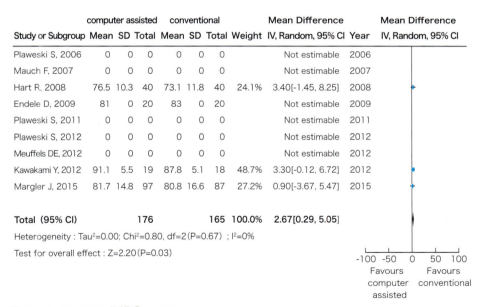

図4 outcomes IKDC score

第 7 章　その他

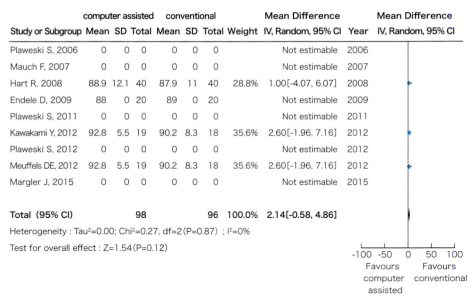

図 5　outcomes Lysholm score

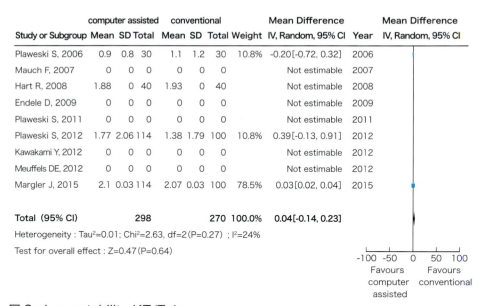

図 6　knee stability KT/Telos

Study or Subgroup	computer assisted Eventa	Total	conventional Eventa	Total	Weight	Risk Difference M-H, Fixed, 95% CI	Year	Risk Difference M-H, Fixed, 95% CI
Plaweski S, 2006	4	30	7	30	42.9%	-0.10[-0.29, 0.09]	2006	
Mauch F, 2007	0	0	0	0		Not estimable	2007	
Hart R, 2008	14	40	14	40	57.1%	0.00[-0.21, 0.21]	2008	
Endele D, 2009	0	0	0	0		Not estimable	2009	
Plaweski S, 2011	0	0	0	0		Not estimable	2011	
Kawakami Y, 2012	0	0	0	0		Not estimable	2012	
Plaweski S, 2012	0	0	0	0		Not estimable	2012	
Meuffels DE, 2012	0	0	0	0		Not estimable	2012	
Margler J, 2015	0	0	0	0		Not estimable	2015	
Total (95% CI)		**70**		**70**	**100.0%**	**-0.04[-0.19, 0.10]**		
Total events	18		21					

Heterogeneity : Chi^2=0.49, df=1 (P=0.48) ; I^2=0%

Test for overall effect : Z=0.58 (P=0.56)

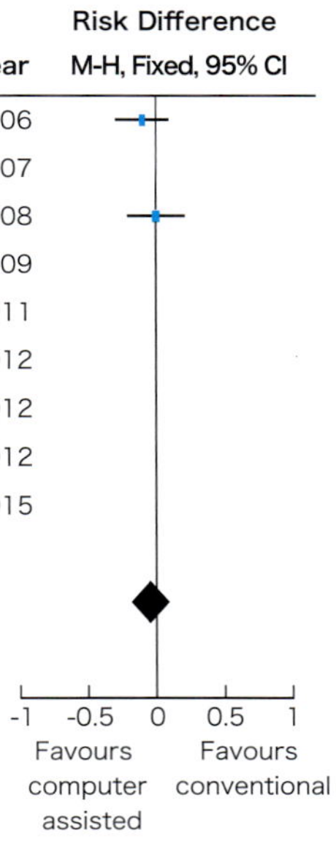

図7　knee stability SSD 3mm

索　引

欧文

A
ACL volume　7
ACL 再建　21, 25
anterior knee pain　27

C
center-edge angle（CEA）　7

F
fentanyl　69

I
IKDC objective score　25
IKDC subjective score　47
independent drilling 法　41

K
KDR 遺伝子　8
kneeling pain　27
KT 値　45

L
Lachman test　11, 25
lateral femoral notch sign　12
ligamentization　77
Lysholm score　45

M
MCL 損傷　57
meniscal slope　7
middle cartilage slope　7
MMPs 遺伝子　8
morphine　69
MRI　13

N
NSAIDs　69

O
outside-in 法　42

P
pivot shift test　11, 25, 45
posterior meniscus angle　7

S
Segond 骨折　12
sliver sign　12
Staphylococcus aureus　61

T
transportal 法　42
transtibial 法　42

V
VEGFA 遺伝子　8

X
X 線検査　12

和文

い
遺残 ACL　45
移植腱採取部　78
一束再建　35
遺伝的因子　7

お
オピオイド系鎮痛薬　69

か
解剖学的因子　7
顆間窩幅　7
家族歴　7
合併半月板損傷　55
可動域制限　62
関節軟骨損傷　10

き
危険因子　7, 71
鏡視下洗浄　61

筋力低下　63

け
経口避妊薬　7
脛骨後方傾斜　7
脛骨内旋　9

こ
抗菌薬静脈投与　61
硬膜外麻酔　69
骨端線閉鎖前　48
コラーゲン遺伝子　8
コンピュータ支援システム　81

さ
サイクロプス　62
再再建術　52

し
自然経過　10
膝蓋腱法　25
手術適応　19
受傷メカニズム　9
術後感染　61
術後リハビリテーション　66
術前リハビリテーション　65
小児 ACL 損傷　16
初期張力　79
神経筋因子　7
人工靱帯を用いた再建術　34
人種　7

す
スポーツ復帰の指標　76

せ
性別　7

そ
装具　74

た
大腿骨孔作製　42
大腿四頭筋腱　28
大腿神経ブロック　69

ち
中高齢者　19
鎮痛対策　69

て
デブリドマン　61

と
同種腱を用いた再建術　29
徒手検査　11
ドナー部　78
ドレーン留置　67

な
内側半月板損傷　10
軟骨損傷　57

に
二重束再建　35

は
半月板がロッキングした ACL 損傷膝　60
半月板修復術　55

ひ
膝外反　9
膝屈筋腱法　25
膝不安定性　18
非接触型 ACL 損傷　9

へ
変形性関節症　49

ほ
保存治療　15

よ
予防的装具　75
予防トレーニング　73

り
両側同時 ACL 再建術　80

れ
冷却療法　68

前十字靱帯（ACL）損傷診療ガイドライン 2019（改訂第 3 版）

2006 年 5 月 25 日　第 1 版第 1 刷発行	監修者　日本整形外科学会,
2012 年 5 月 25 日　第 2 版第 1 刷発行	日本関節鏡・膝・スポーツ
2019 年 2 月 10 日　改訂第 3 版発行	整形外科学会

編集者　日本整形外科学会診療ガイドライン
　　　　委員会,
　　　　前十字靱帯（ACL）損傷診療ガイドライン
　　　　策定委員会
発行者　小立鉦彦
発行所　株式会社 南 江 堂
　〒113-8410　東京都文京区本郷三丁目 42 番 6 号
　☎（出版）03-3811-7236　（営業）03-3811-7239
　ホームページ http://www.nankodo.co.jp/
　　　　　　　　印刷・製本 日経印刷

Japanese Orthopaedic Association (JOA) Clinical Practice Guidelines on the Management of
Anterior Cruciate Ligament Injury of the Knee, 3rd Edition
© The Japanese Orthopaedic Association, 2019

定価は表紙に表示してあります.
落丁・乱丁の場合はお取り替えいたします.
ご意見・お問い合わせはホームページまでお寄せください.

Printed and Bound in Japan
ISBN978-4-524-24841-4

本書の無断複写を禁じます.
JCOPY〈出版者著作権管理機構 委託出版物〉
本書の無断複写は, 著作権法上での例外を除き禁じられています. 複写される場合は, そのつど事前に,
出版者著作権管理機構（TEL 03-5244-5088, FAX 03-5244-5089, e-mail: info@jcopy.or.jp）の許諾
を得てください.

本書をスキャン, デジタルデータ化するなどの複製を無許諾で行う行為は, 著作権法上での限られた例外
（「私的使用のための複製」など）を除き禁じられています. 大学, 病院, 企業などにおいて, 内部的に業
務上使用する目的で上記の行為を行うことは私的使用には該当せず違法です. また私的使用のためであっ
ても, 代行業者等の第三者に依頼して上記の行為を行うことは違法です.

エビデンスに基づいた診断・治療，患者さんへの説明のよりどころとなる，整形外科医必携のシリーズ。

日本整形外科学会 診療ガイドライン

腰痛 診療ガイドライン 2012

■B5判・88頁 2012.11.
ISBN978-4-524-26942-6
定価（本体 2,200 円＋税）

橈骨遠位端骨折 診療ガイドライン 2017
改訂第2版

■B5判・160頁 2017.5.
ISBN978-4-524-25286-2
定価（本体 3,800 円＋税）

軟部腫瘍 診療ガイドライン 2012
改訂第2版

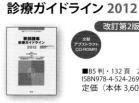

■B5判・132頁 2012.3.
ISBN978-4-524-26941-9
定価（本体 3,600 円＋税）

腰部脊柱管狭窄症 診療ガイドライン 2011

■B5判・78頁 2011.11.
ISBN978-4-524-26438-4
定価（本体 2,200 円＋税）

頚椎後縦靱帯骨化症 診療ガイドライン 2011
改訂第2版

■B5判・182頁 2011.11.
ISBN978-4-524-26922-8
定価（本体 3,800 円＋税）

外反母趾 診療ガイドライン 2014
改訂第2版

■B5判・156頁 2014.11.
ISBN978-4-524-26189-5
定価（本体 3,500 円＋税）

腰椎椎間板ヘルニア 診療ガイドライン
改訂第2版

■B5判・108頁 2011.7.
ISBN978-4-524-26486-5
定価（本体 2,600 円＋税）

大腿骨頚部/転子部骨折 診療ガイドライン
改訂第2版

■B5判・222頁 2011.6.
ISBN978-4-524-26076-8
定価（本体 3,800 円＋税）

前十字靱帯（ACL）損傷 診療ガイドライン 2019
改訂第3版

■B5判・104頁 2019.2
ISBN978-4-524-24841-4
定価（本体 3,000 円＋税）

頚椎症性脊髄症 診療ガイドライン 2015
改訂第2版

■B5判・116頁 2015.4.
ISBN978-4-524-26771-2
定価（本体 3,000 円＋税）

骨・関節術後感染予防 ガイドライン2015
改訂第2版

■B5判・134頁 2015.5.
ISBN978-4-524-26661-6
定価（本体 3,200 円＋税）

変形性股関節症 診療ガイドライン 2016
改訂第2版

■B5判・242頁 2016.5.
ISBN978-4-524-25415-6
定価（本体 4,000 円＋税）

アキレス腱断裂 診療ガイドライン

■B5判・92頁 2007.6.
ISBN978-4-524-24786-8
定価（本体 2,600 円＋税）

上腕骨外側上顆炎 診療ガイドライン

■B5判・64頁 2006.6.
ISBN978-4-524-24346-4
定価（本体 2,000 円＋税）

日本整形外科学会 症候性静脈血栓塞栓症 予防ガイドライン 2017

■B5判・98頁 2017.5.
ISBN978-4-524-25285-5
定価（本体 2,800 円＋税）

定価は消費税率の変更によって変動いたします．消費税は別途加算されます．